La Grossesse POUR LES NULS en BD

SCÉNARIO & DESSIN
ZELBA

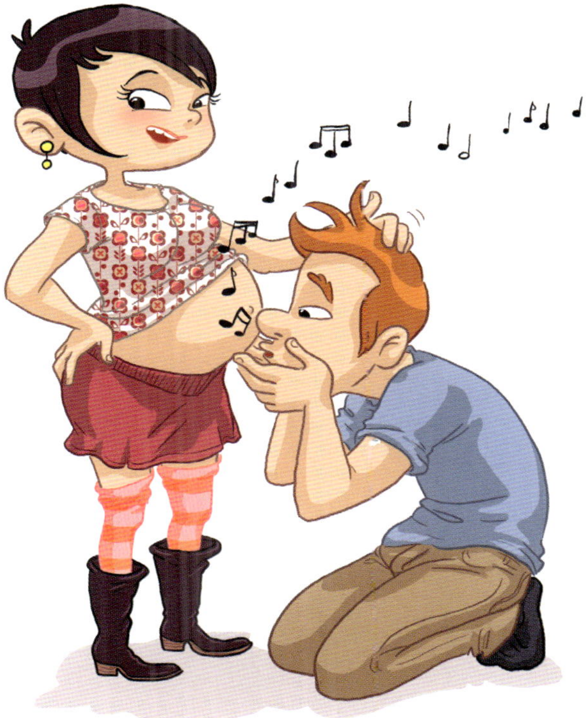

DELCOURT
FIRST Editions

INTRODUCTION

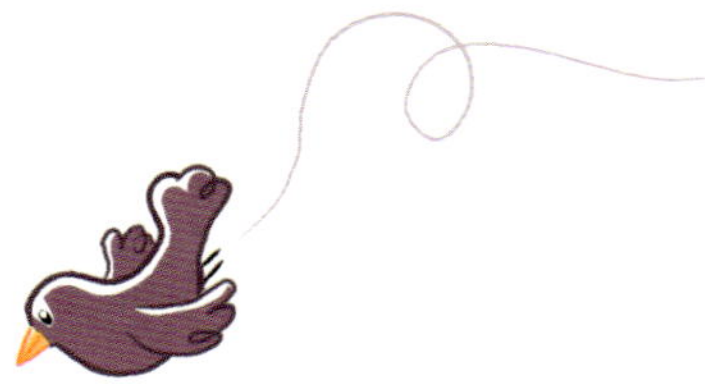

Félicitations !

C'est le grand saut...

Vous avez décidé de franchir le pas et de fonder une famille. Comme c'est mignon ! Comme c'est excitant ! Et, avouons-le, comme c'est angoissant ! Qui, à ce stade de sa vie, ne se pose pas mille questions ?

Serez-vous à la hauteur de la tâche ? Si vous avez ce guide en main, c'est déjà un bon point ! Saurez-vous accompagner dans la vie ce minuscule être sans défense (à moins que vous ne soyez un couple d'éléphants) ?
Votre amour supportera-t-il de tels changements (plus de vie sociale, plus de vie sexuelle) ?
Mais encore...
Mon homme fera-t-il un bon père (ou aurais-je dû choisir Olivier du service compta qui s'est acheté une Porsche la semaine dernière) ? Ma femme sera-t-elle encore désirable avec des vergetures ? Notre fils nous reprochera-t-il toute sa vie de l'avoir appelé Bernadette, comme sa grand-mère adorée ?

Ne précipitons pas les choses ! Avant de s'imaginer parents d'un joli petit bébé et à défaut de vouloir engager une mère porteuse, il faut passer par la grossesse. Cette fabrication artisanale d'un bébé soulève, elle aussi, nombre de questions.

Pas de panique, vous n'êtes pas seuls ! Pour mieux répondre à vos interrogations et vous éviter tous les pièges dont la grossesse est parsemée, nous avons réuni un panel, pas du tout représentatif, d'experts et un couple de futurs parents qui vous accompagnera au fil des chapitres.

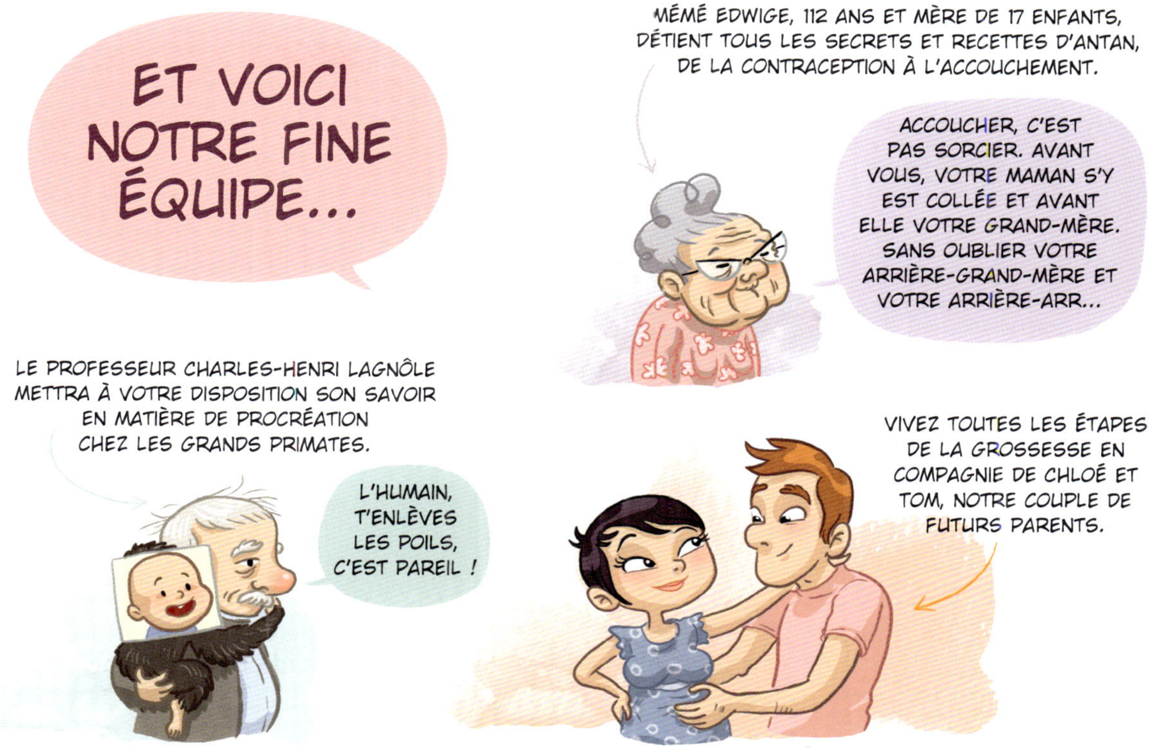

Comme dans tous les livres de cette collection, vous trouverez dans la marge du texte un certain nombre d'icônes qui vous guideront dans votre lecture. Voici leur signification...

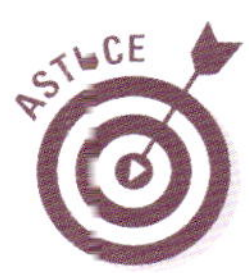

Cette icône est utilisée pour les conseils astucieux face à certains désagréments ou difficultés parfois rencontrés pendant la grossesse.

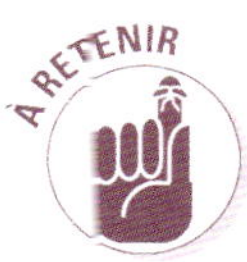

Ce pictogramme signale les points importants que vous devriez garder à l'esprit.

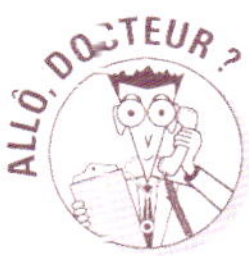

Cette icône marque les paragraphes qui abordent des sujets nécessitant un approfondissement par votre médecin.

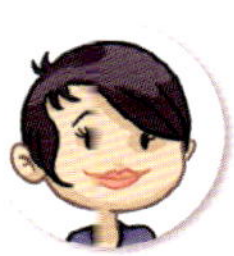

Les parties du texte accompagnées du pictogramme « Chloé » concernent plus particulièrement les futures mamans.

N'ayez pas peur à la vue de ce pictogramme ! Il s'agit de petites mises en garde qu'il ne faut pas toujours prendre au premier degré !

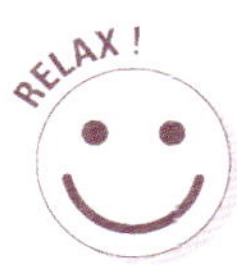

Comme l'indique son intitulé, cette icône est utilisée pour dédramatiser et relativiser vos inquiétudes.

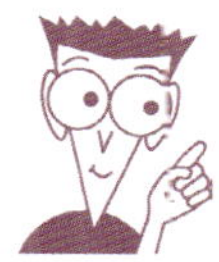

Ce personnage bien connu par tous les amateurs des guides « pour les Nuls » pointe parfois son nez pointu pour donner un conseil bienveillant !

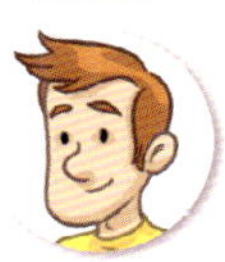

Le pictogramme « Tom » marque les paragraphes qui s'adressent plus particulièrement aux futurs papas.

CHAPITRE 1

DÉTERMINER LE BON MOMENT POUR TOMBER ENCEINTE

(Si jamais ça existe !)

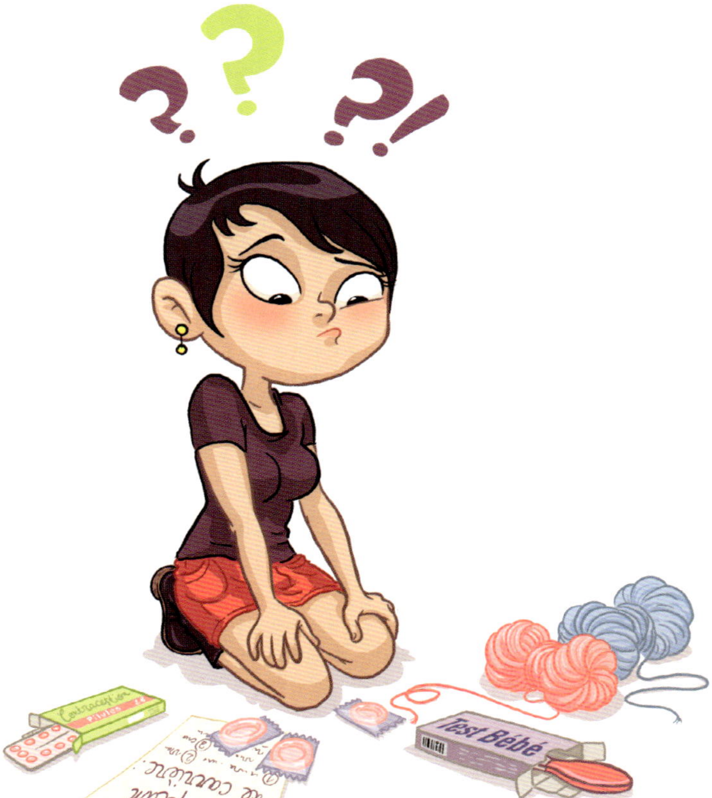

Le bon moment... c'est quand ?!

Déterminer le bon moment pour tomber enceinte s'avère parfois compliqué. Il y a beaucoup de facteurs qui entrent en considération. Surtout dans notre société moderne qui offre tant de possibilités pour détourner notre attention du but premier de tout organisme vivant : faire perdurer son espèce !

Les études longues, la liberté sexuelle, la contraception, l'émancipation féminine, la réussite professionnelle et l'accès aux loisirs font partie des raisons pour lesquelles les jeunes Européens repoussent de plus en plus loin l'idée de la parentalité.
En France, l'âge moyen pour un premier bébé est aujourd'hui vers 30 ans, 6 ans plus tard que dans les années 1960.

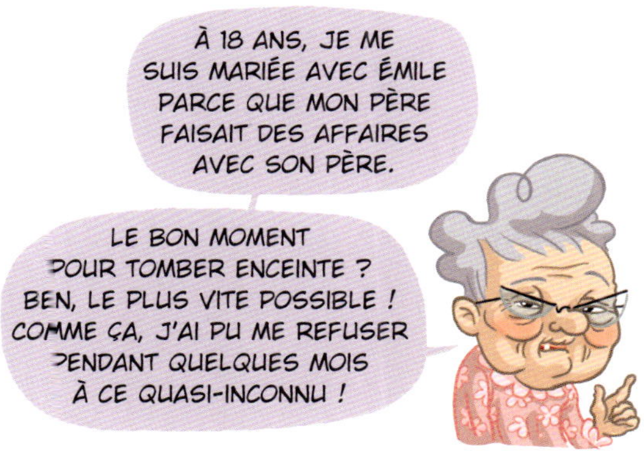
À 18 ANS, JE ME SUIS MARIÉE AVEC ÉMILE PARCE QUE MON PÈRE FAISAIT DES AFFAIRES AVEC SON PÈRE.
LE BON MOMENT POUR TOMBER ENCEINTE ? BEN, LE PLUS VITE POSSIBLE ! COMME ÇA, J'AI PU ME REFUSER PENDANT QUELQUES MOIS À CE QUASI-INCONNU !

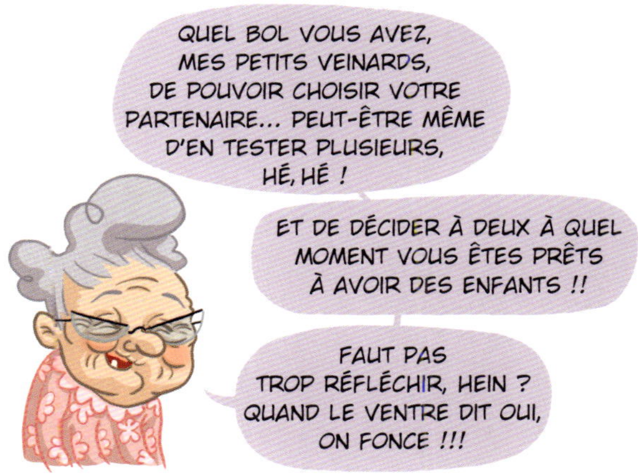
QUEL BOL VOUS AVEZ, MES PETITS VEINARDS, DE POUVOIR CHOISIR VOTRE PARTENAIRE... PEUT-ÊTRE MÊME D'EN TESTER PLUSIEURS, HÉ, HÉ !
ET DE DÉCIDER À DEUX À QUEL MOMENT VOUS ÊTES PRÊTS À AVOIR DES ENFANTS !!
FAUT PAS TROP RÉFLÉCHIR, HEIN ? QUAND LE VENTRE DIT OUI, ON FONCE !!!

ATTENTION !

La nature est intransigeante ! Une femme est au top de sa fertilité entre 18 et 30 ans. 35 ans passés, apparence juvénile ou chiffonnée, la courbe plonge considérablement !

RELAX !

Cela ne veut pas dire pour autant qu'il faille presser le pas ! Une grossesse tardive, c'est-à-dire au-delà de 35 ans, est simplement surveillée de plus près. La médecine a fait d'énormes progrès et peut, le cas échéant, donner de précieux coups de pouce quand la nature se montre capricieuse !

Des exemples à ne pas suivre...

En 2006, une Espagnole âgée de 66 ans et 358 jours a donné naissance à des jumeaux. D'autres femmes dans le monde prétendent même avoir eu recours à une fécondation *in vitro* avec don d'ovocytes à plus de 70 ans...

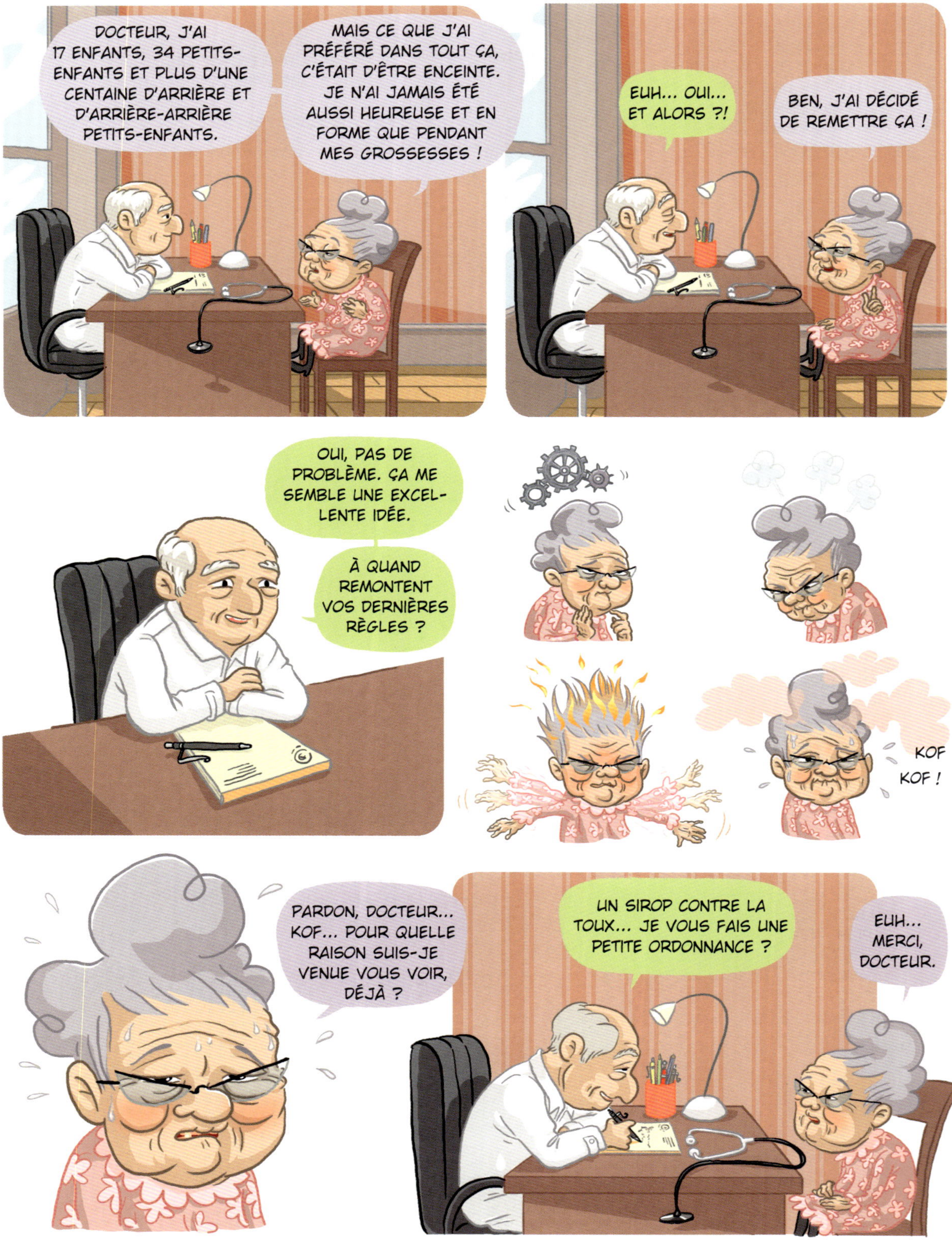
DOCTEUR, J'AI 17 ENFANTS, 34 PETITS-ENFANTS ET PLUS D'UNE CENTAINE D'ARRIÈRE ET D'ARRIÈRE-ARRIÈRE PETITS-ENFANTS.
MAIS CE QUE J'AI PRÉFÉRÉ DANS TOUT ÇA, C'ÉTAIT D'ÊTRE ENCEINTE. JE N'AI JAMAIS ÉTÉ AUSSI HEUREUSE ET EN FORME QUE PENDANT MES GROSSESSES !
EUH... OUI... ET ALORS ?!
BEN, J'AI DÉCIDÉ DE REMETTRE ÇA !
OUI, PAS DE PROBLÈME. ÇA ME SEMBLE UNE EXCELLENTE IDÉE.
À QUAND REMONTENT VOS DERNIÈRES RÈGLES ?
KOF
KOF !
PARDON, DOCTEUR... KOF... POUR QUELLE RAISON SUIS-JE VENUE VOUS VOIR, DÉJÀ ?
UN SIROP CONTRE LA TOUX... JE VOUS FAIS UNE PETITE ORDONNANCE ?
EUH... MERCI, DOCTEUR.

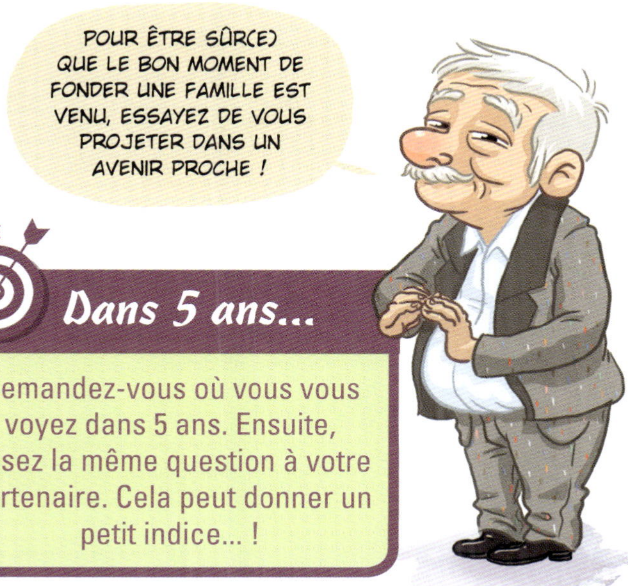
POUR ÊTRE SÛR(E) QUE LE BON MOMENT DE FONDER UNE FAMILLE EST VENU, ESSAYEZ DE VOUS PROJETER DANS UN AVENIR PROCHE !

ASTUCE

Dans 5 ans...

Demandez-vous où vous vous voyez dans 5 ans. Ensuite, posez la même question à votre partenaire. Cela peut donner un petit indice... !

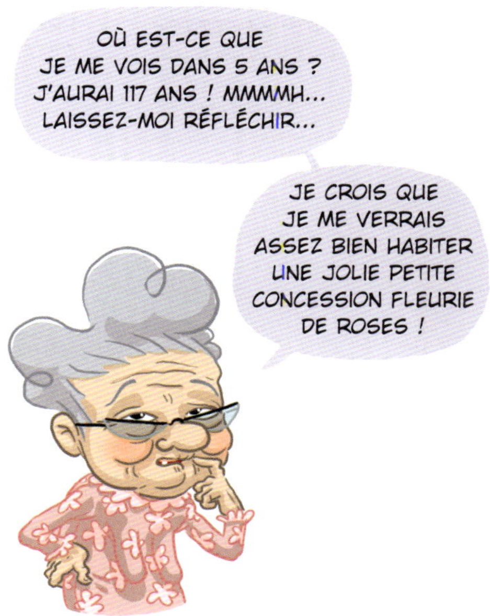
OÙ EST-CE QUE JE ME VOIS DANS 5 ANS ? J'AURAI 117 ANS ! MMMMH... LAISSEZ-MOI RÉFLÉCHIR...
JE CROIS QUE JE ME VERRAIS ASSEZ BIEN HABITER UNE JOLIE PETITE CONCESSION FLEURIE DE ROSES !

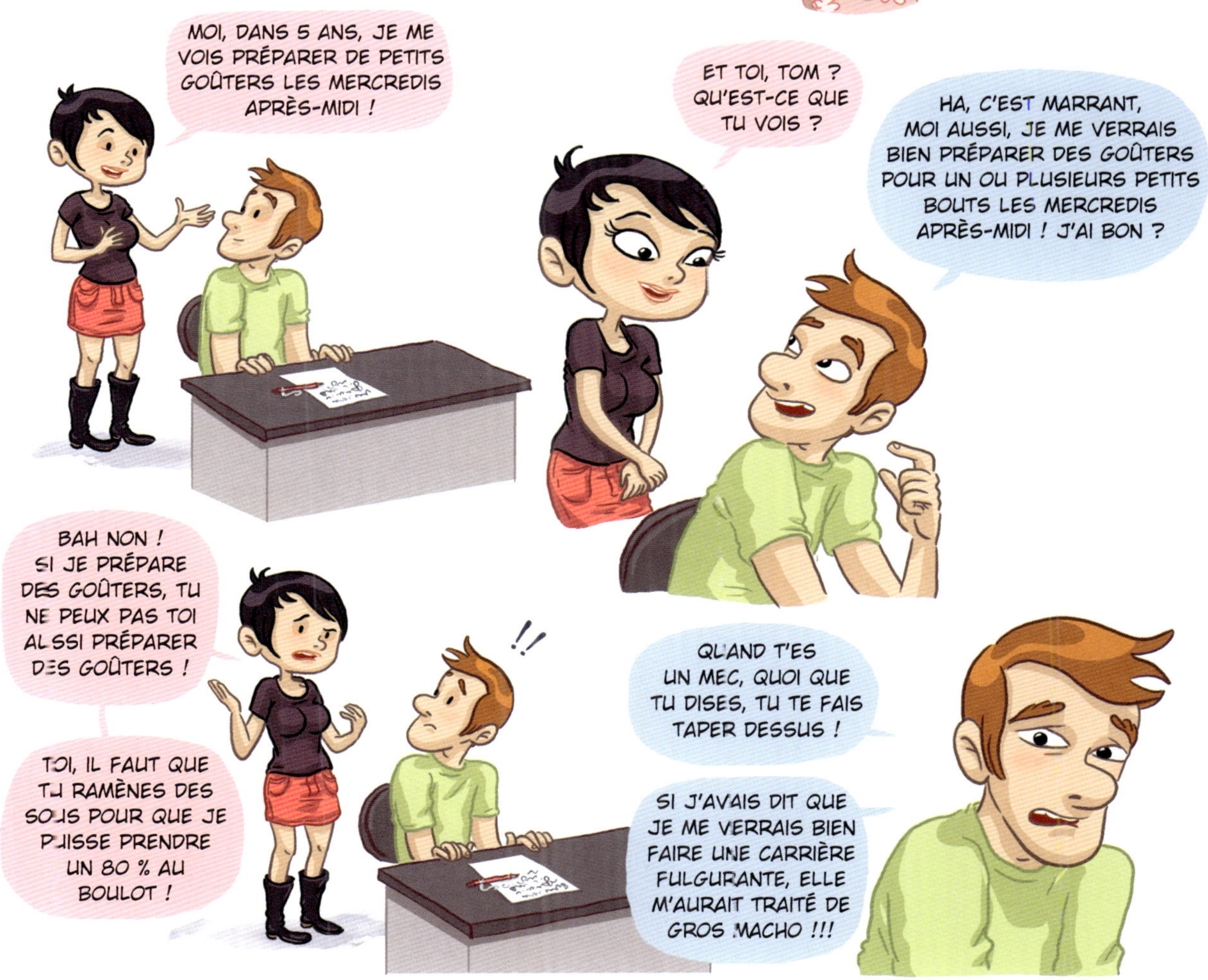
MOI, DANS 5 ANS, JE ME VOIS PRÉPARER DE PETITS GOÛTERS LES MERCREDIS APRÈS-MIDI !
ET TOI, TOM ? QU'EST-CE QUE TU VOIS ?
HA, C'EST MARRANT, MOI AUSSI, JE ME VERRAIS BIEN PRÉPARER DES GOÛTERS POUR UN OU PLUSIEURS PETITS BOUTS LES MERCREDIS APRÈS-MIDI ! J'AI BON ?
BAH NON ! SI JE PRÉPARE DES GOÛTERS, TU NE PEUX PAS TOI AUSSI PRÉPARER DES GOÛTERS !
TOI, IL FAUT QUE TU RAMÈNES DES SOUS POUR QUE JE PUISSE PRENDRE UN 80 % AU BOULOT !
!!
QUAND T'ES UN MEC, QUOI QUE TU DISES, TU TE FAIS TAPER DESSUS !
SI J'AVAIS DIT QUE JE ME VERRAIS BIEN FAIRE UNE CARRIÈRE FULGURANTE, ELLE M'AURAIT TRAITÉ DE GROS MACHO !!!

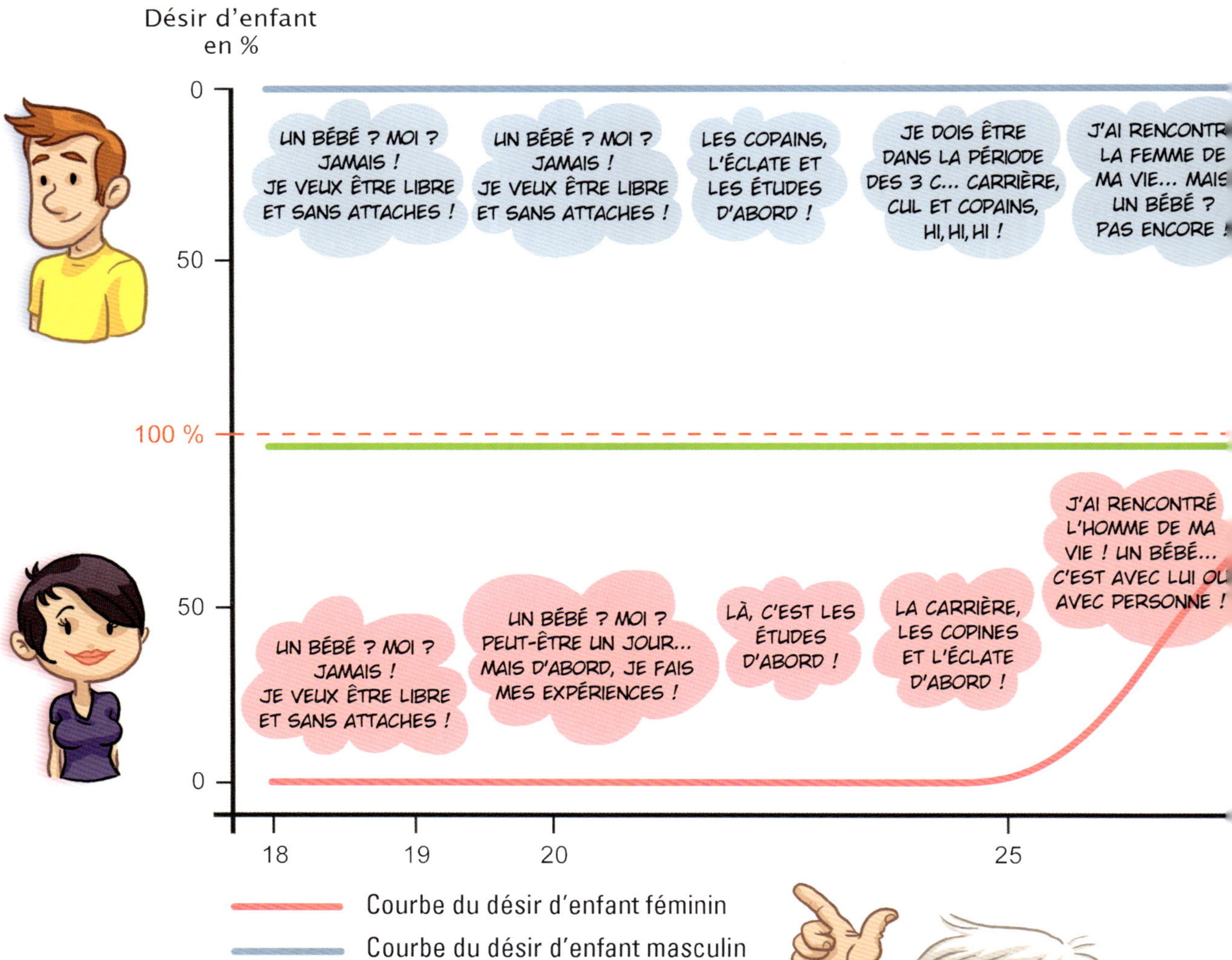

Désir d'enfant en %
0
50
100 %
50
0
UN BÉBÉ ? MOI ? JAMAIS ! JE VEUX ÊTRE LIBRE ET SANS ATTACHES !
UN BÉBÉ ? MOI ? JAMAIS ! JE VEUX ÊTRE LIBRE ET SANS ATTACHES !
LES COPAINS, L'ÉCLATE ET LES ÉTUDES D'ABORD !
JE DOIS ÊTRE DANS LA PÉRIODE DES 3 C... CARRIÈRE, CUL ET COPAINS, HI, HI, HI !
J'AI RENCONTR LA FEMME DE MA VIE... MAIS UN BÉBÉ ? PAS ENCORE !
UN BÉBÉ ? MOI ? JAMAIS ! JE VEUX ÊTRE LIBRE ET SANS ATTACHES !
UN BÉBÉ ? MOI ? PEUT-ÊTRE UN JOUR... MAIS D'ABORD, JE FAIS MES EXPÉRIENCES !
LÀ, C'EST LES ÉTUDES D'ABORD !
LA CARRIÈRE, LES COPINES ET L'ÉCLATE D'ABORD !
J'AI RENCONTRÉ L'HOMME DE MA VIE ! UN BÉBÉ... C'EST AVEC LUI OU AVEC PERSONNE !
18
19
20
25
Courbe du désir d'enfant féminin
Courbe du désir d'enfant masculin

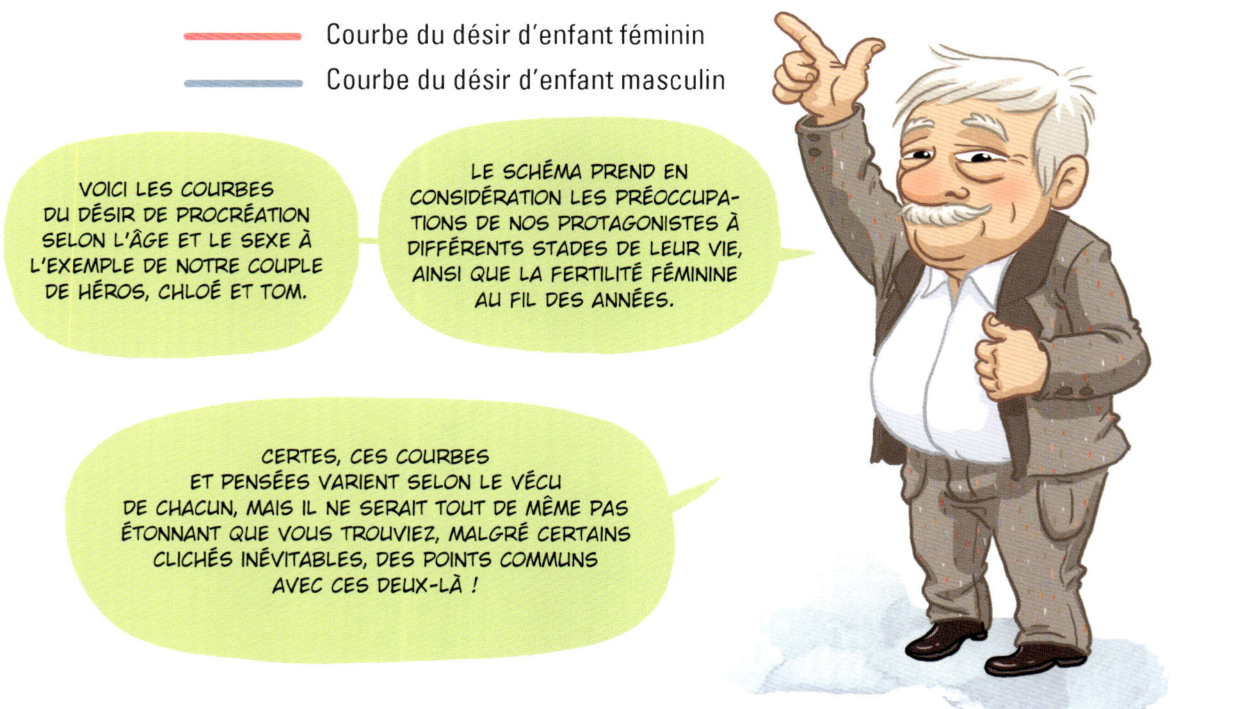

VOICI LES COURBES DU DÉSIR DE PROCRÉATION SELON L'ÂGE ET LE SEXE À L'EXEMPLE DE NOTRE COUPLE DE HÉROS, CHLOÉ ET TOM.
LE SCHÉMA PREND EN CONSIDÉRATION LES PRÉOCCUPATIONS DE NOS PROTAGONISTES À DIFFÉRENTS STADES DE LEUR VIE, AINSI QUE LA FERTILITÉ FÉMININE AU FIL DES ANNÉES.
CERTES, CES COURBES ET PENSÉES VARIENT SELON LE VÉCU DE CHACUN, MAIS IL NE SERAIT TOUT DE MÊME PAS ÉTONNANT QUE VOUS TROUVIEZ, MALGRÉ CERTAINS CLICHÉS INÉVITABLES, DES POINTS COMMUNS AVEC CES DEUX-LÀ !

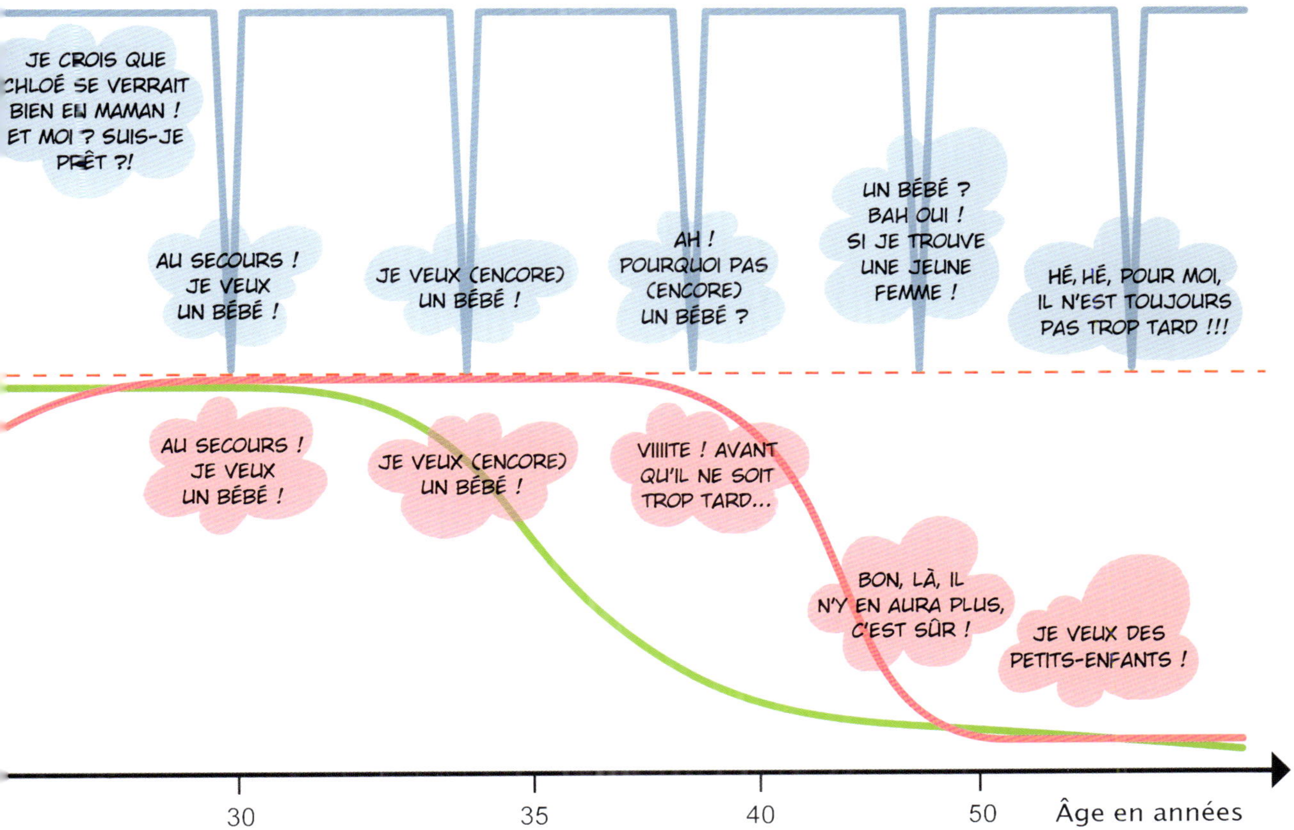

Courbe de la fertilité féminine

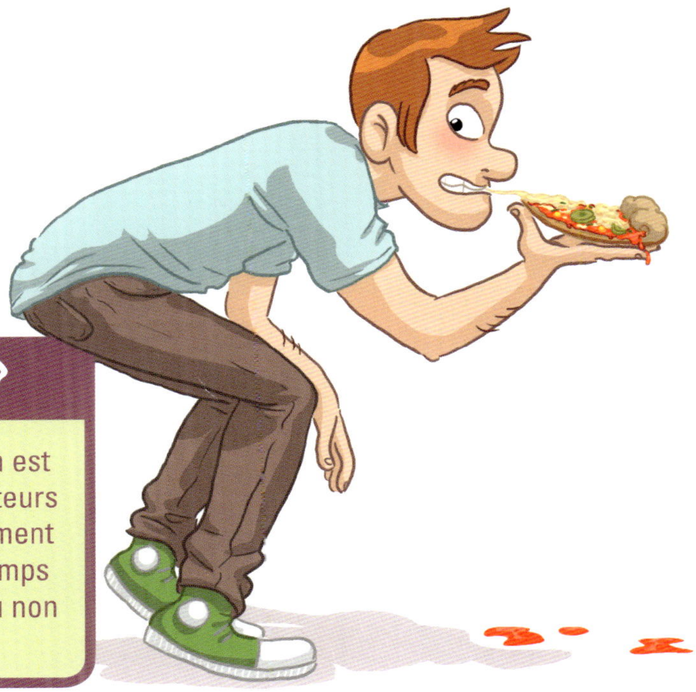

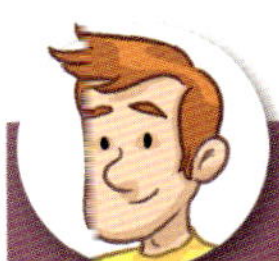

Vrai ou faux ?

Le désir de procréation masculin est davantage soumis à certains facteurs extérieurs, comme le développement personnel et professionnel, le temps qu'il fait dehors et la présence ou non d'anchois sur la pizza !

Réponse : Un peu des deux !

Après avoir défini le bon moment, saurez-vous déterminer la période de fécondité ?

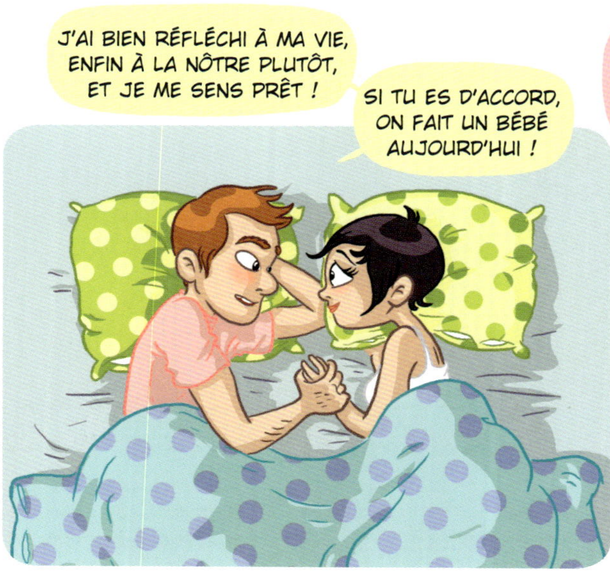
J'AI BIEN RÉFLÉCHI À MA VIE, ENFIN À LA NÔTRE PLUTÔT, ET JE ME SENS PRÊT !
SI TU ES D'ACCORD, ON FAIT UN BÉBÉ AUJOURD'HUI !

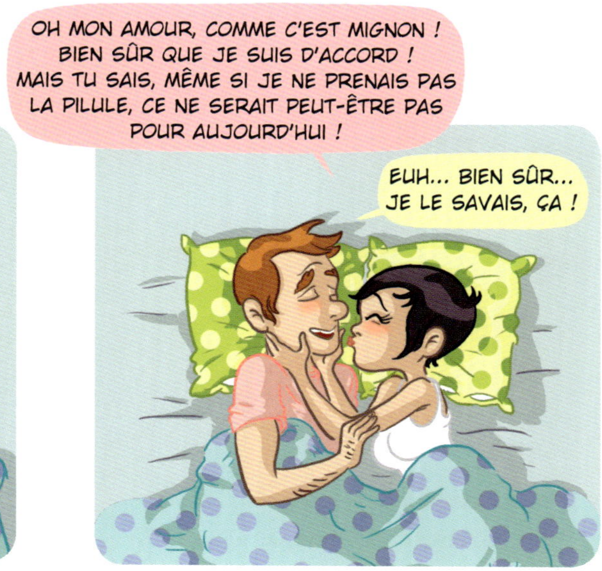
OH MON AMOUR, COMME C'EST MIGNON ! BIEN SÛR QUE JE SUIS D'ACCORD ! MAIS TU SAIS, MÊME SI JE NE PRENAIS PAS LA PILULE, CE NE SERAIT PEUT-ÊTRE PAS POUR AUJOURD'HUI !
EUH... BIEN SÛR... JE LE SAVAIS, ÇA !

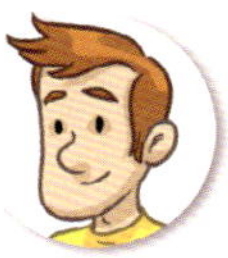

Pour tous ceux d'entre vous, messieurs, qui avez comme Tom de petites lacunes quant aux moments fertiles du cycle féminin, voici un bref cours de rattrapage en la matière...

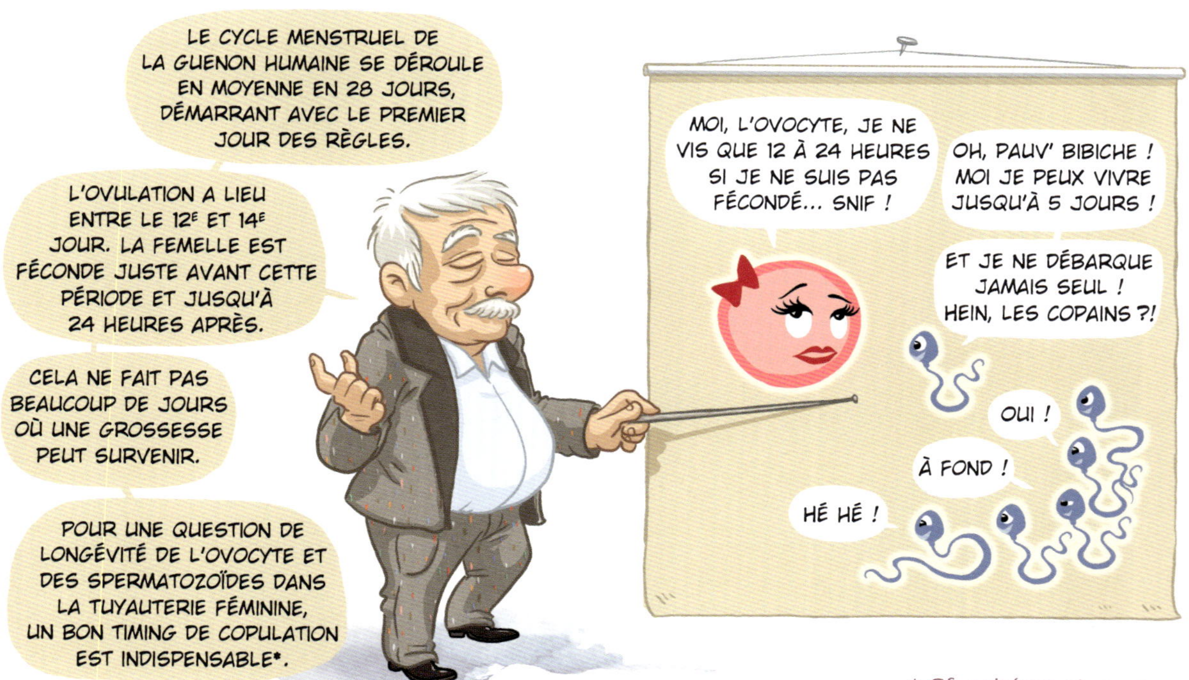
LE CYCLE MENSTRUEL DE LA GUENON HUMAINE SE DÉROULE EN MOYENNE EN 28 JOURS, DÉMARRANT AVEC LE PREMIER JOUR DES RÈGLES.
L'OVULATION A LIEU ENTRE LE 12E ET 14E JOUR. LA FEMELLE EST FÉCONDE JUSTE AVANT CETTE PÉRIODE ET JUSQU'À 24 HEURES APRÈS.
CELA NE FAIT PAS BEAUCOUP DE JOURS OÙ UNE GROSSESSE PEUT SURVENIR.
POUR UNE QUESTION DE LONGÉVITÉ DE L'OVOCYTE ET DES SPERMATOZOÏDES DANS LA TUYAUTERIE FÉMININE, UN BON TIMING DE COPULATION EST INDISPENSABLE*.
MOI, L'OVOCYTE, JE NE VIS QUE 12 À 24 HEURES SI JE NE SUIS PAS FÉCONDÉ... SNIF !
OH, PAUV' BIBICHE ! MOI JE PEUX VIVRE JUSQU'À 5 JOURS !
ET JE NE DÉBARQUE JAMAIS SEUL ! HEIN, LES COPAINS ?!
OUI !
À FOND !
HÉ HÉ !

* Cf. schéma ci-contre.

Jours féconds dans le cycle menstruel

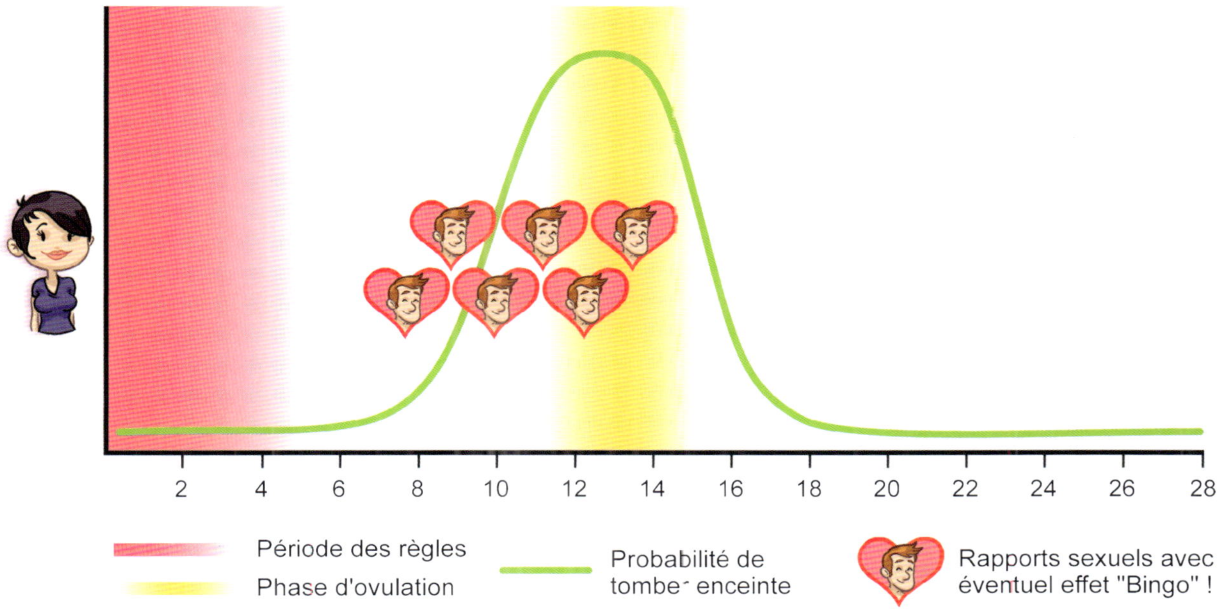

ATTENTION !

Il y a des femmes qui ont des cycles plus ou moins longs. Leur courbe des jours féconds peut donc avancer ou reculer de plusieurs jours !

ASTUCE

Pour déterminer les jours féconds de votre cycle menstruel, vous pouvez surveiller votre température corporelle, qui augmente légèrement pendant les 48 heures qui suivent l'ovulation ou, plus simple, faire un test d'ovulation. Mais vous pouvez aussi vous ficher royalement de tout ça et laisser place à la magie !

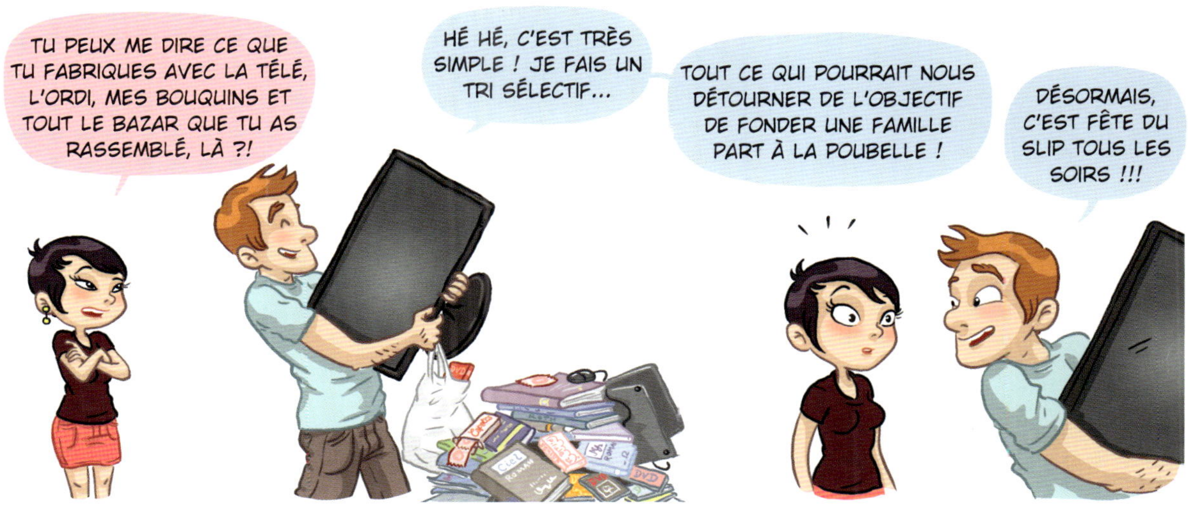
TU PEUX ME DIRE CE QUE TU FABRIQUES AVEC LA TÉLÉ, L'ORDI, MES BOUQUINS ET TOUT LE BAZAR QUE TU AS RASSEMBLÉ, LÀ ?!
HÉ HÉ, C'EST TRÈS SIMPLE ! JE FAIS UN TRI SÉLECTIF...
TOUT CE QUI POURRAIT NOUS DÉTOURNER DE L'OBJECTIF DE FONDER UNE FAMILLE PART À LA POUBELLE !
DÉSORMAIS, C'EST FÊTE DU SLIP TOUS LES SOIRS !!!

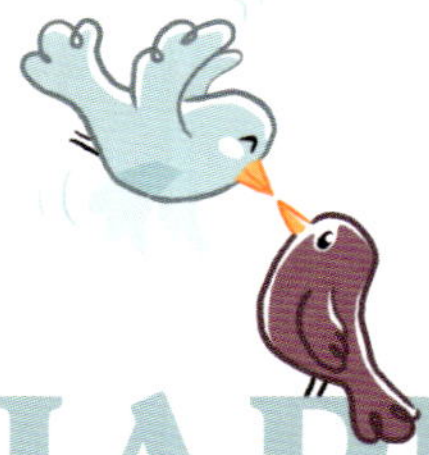

CHAPITRE 2

COMMENT ANNONCER LA GROSSESSE À SON ENTOURAGE

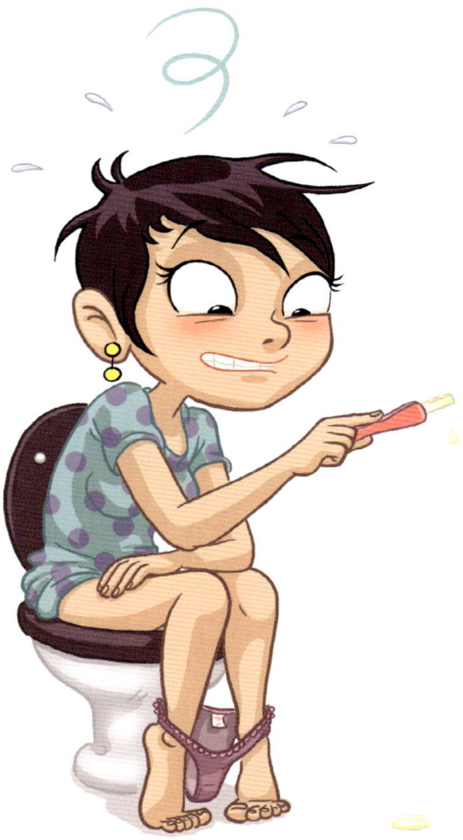

J'ai quelque chose à te dire...

Vous avez trouvé chaussure à votre pied, copieusement pris ce dernier et enfin fait le fameux test dont le résultat ne laisse aucune place au doute : un heureux événement se prépare au creux de votre ventre.

Vous êtes secouée par l'émotion et ressentez le fort besoin de partager votre joie avec quelqu'un.
La première personne à mettre au courant est bien évidemment le futur papa (et votre copain ou mari, si ce n'est pas la même personne !).

ATTENTION !

Cette première annonce est primordiale pour le bon déroulement de la suite. Vous n'avez qu'un seul objectif : lui vendre la chose comme une aubaine, afin qu'il ait l'impression d'en avoir autant envie que vous ! Il est donc peu recommandé de donner une description trop réaliste des conséquences directes et indirectes liées à votre état.

ASTUCE

Rayonnez, débordez d'enthousiasme et surtout, laissez un peu de place au rêve !

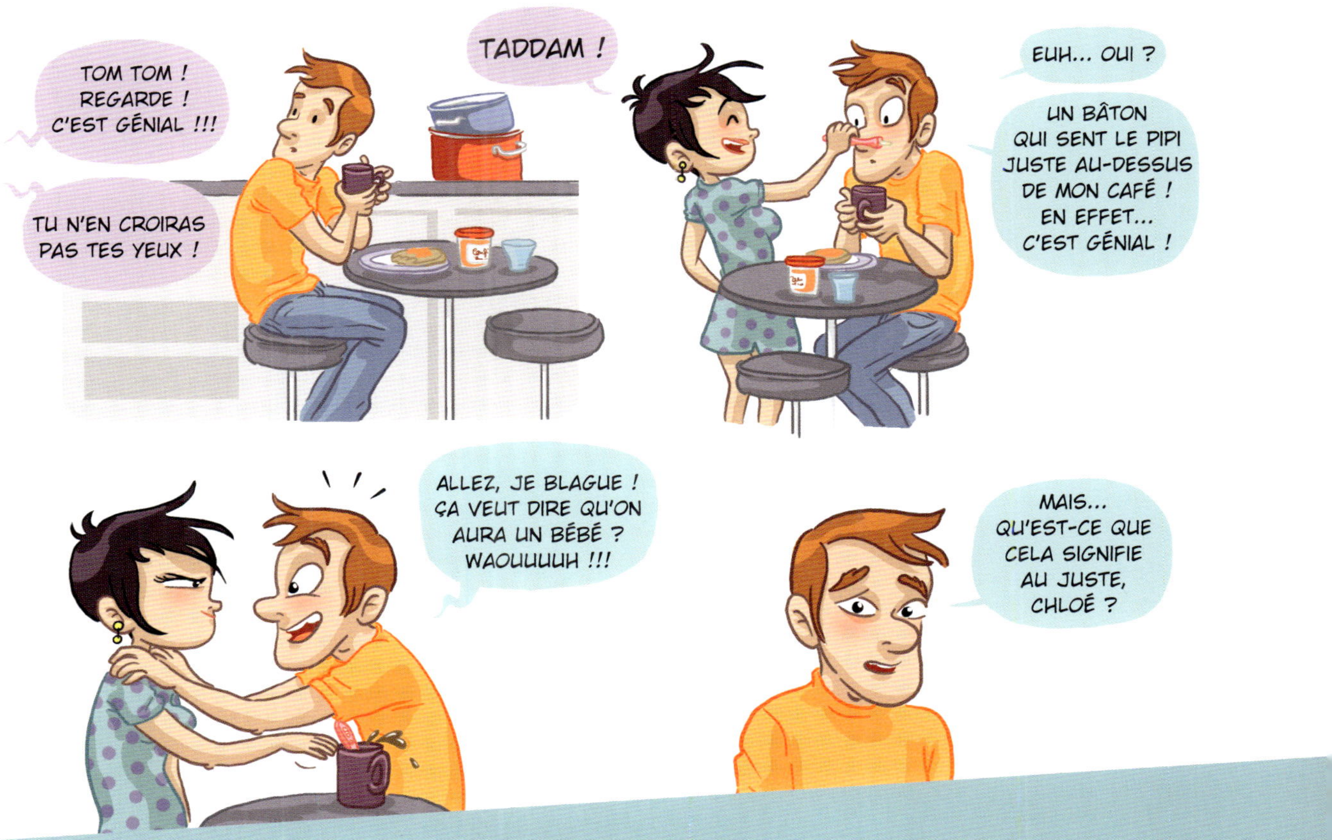
TOM TOM ! REGARDE ! C'EST GÉNIAL !!!
TU N'EN CROIRAS PAS TES YEUX !
TADDAM !
EUH... OUI ?
UN BÂTON QUI SENT LE PIPI JUSTE AU-DESSUS DE MON CAFÉ ! EN EFFET... C'EST GÉNIAL !
ALLEZ, JE BLAGUE ! ÇA VEUT DIRE QU'ON AURA UN BÉBÉ ? WAOUUUUH !!!
MAIS... QU'EST-CE QUE CELA SIGNIFIE AU JUSTE, CHLOÉ ?

Lisez attentivement les réponses de Chloé ci-dessous et essayez de vous mettre à la place de Tom. Quelle version préférera-t-il à votre avis ?

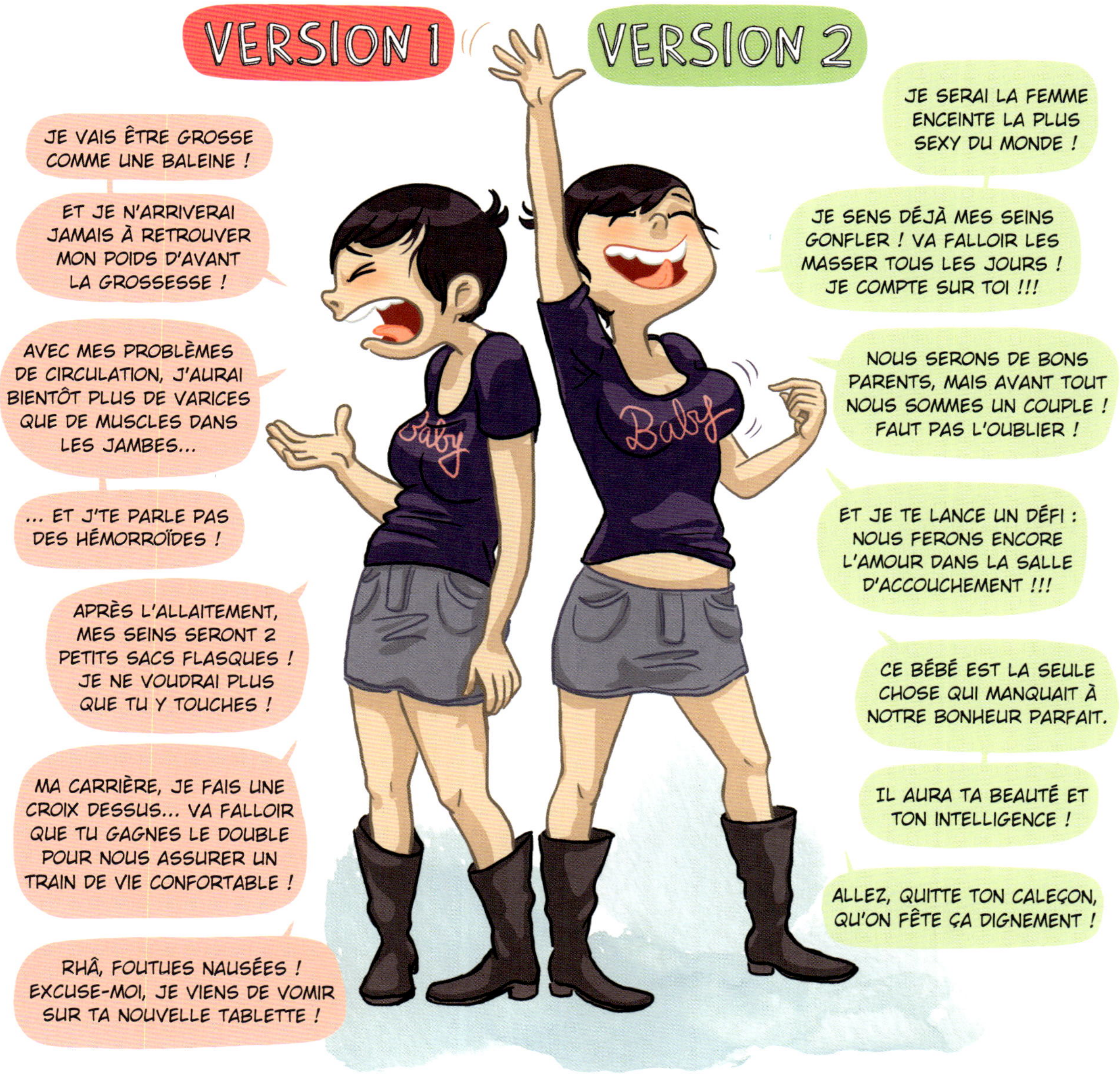

VERSION 1
JE VAIS ÊTRE GROSSE COMME UNE BALEINE !
ET JE N'ARRIVERAI JAMAIS À RETROUVER MON POIDS D'AVANT LA GROSSESSE !
AVEC MES PROBLÈMES DE CIRCULATION, J'AURAI BIENTÔT PLUS DE VARICES QUE DE MUSCLES DANS LES JAMBES...
... ET J'TE PARLE PAS DES HÉMORROÏDES !
APRÈS L'ALLAITEMENT, MES SEINS SERONT 2 PETITS SACS FLASQUES ! JE NE VOUDRAI PLUS QUE TU Y TOUCHES !
MA CARRIÈRE, JE FAIS UNE CROIX DESSUS... VA FALLOIR QUE TU GAGNES LE DOUBLE POUR NOUS ASSURER UN TRAIN DE VIE CONFORTABLE !
RHÂ, FOUTUES NAUSÉES ! EXCUSE-MOI, JE VIENS DE VOMIR SUR TA NOUVELLE TABLETTE !
VERSION 2
JE SERAI LA FEMME ENCEINTE LA PLUS SEXY DU MONDE !
JE SENS DÉJÀ MES SEINS GONFLER ! VA FALLOIR LES MASSER TOUS LES JOURS ! JE COMPTE SUR TOI !!!
NOUS SERONS DE BONS PARENTS, MAIS AVANT TOUT NOUS SOMMES UN COUPLE ! FAUT PAS L'OUBLIER !
ET JE TE LANCE UN DÉFI : NOUS FERONS ENCORE L'AMOUR DANS LA SALLE D'ACCOUCHEMENT !!!
CE BÉBÉ EST LA SEULE CHOSE QUI MANQUAIT À NOTRE BONHEUR PARFAIT.
IL AURA TA BEAUTÉ ET TON INTELLIGENCE !
ALLEZ, QUITTE TON CALEÇON, QU'ON FÊTE ÇA DIGNEMENT !

À RETENIR

Petit conseil bienveillant

N'oubliez pas que l'homme aime les flatteries et que le point sensible du futur papa reste en dessous de son nombril !

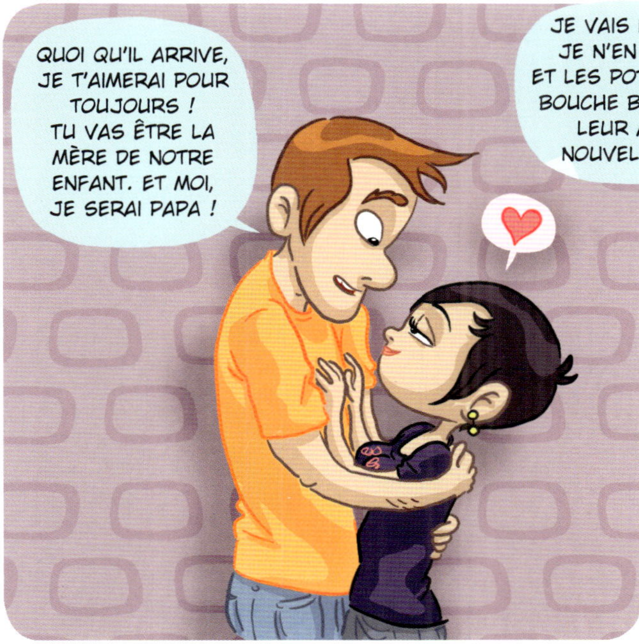
QUOI QU'IL ARRIVE, JE T'AIMERAI POUR TOUJOURS ! TU VAS ÊTRE LA MÈRE DE NOTRE ENFANT. ET MOI, JE SERAI PAPA !

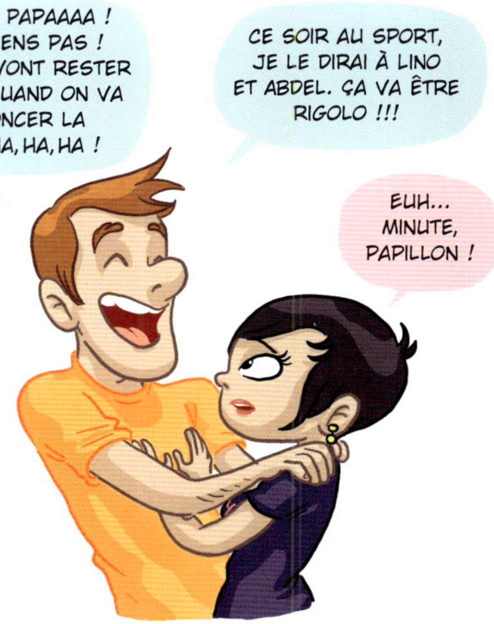
JE VAIS ÊTRE PAPAAAA ! JE N'EN REVIENS PAS ! ET LES POTES VONT RESTER BOUCHE BÉE QUAND ON VA LEUR ANNONCER LA NOUVELLE, HA, HA, HA !
CE SOIR AU SPORT, JE LE DIRAI À LINO ET ABDEL. ÇA VA ÊTRE RIGOLO !!!
EUH... MINUTE, PAPILLON !

Tout au début, motus et bouche cousue !

En règle générale, on attend l'échographie du premier trimestre avant d'annoncer une grossesse au « grand public ». À ce stade, l'embryon est devenu fœtus, avec un petit cœur qui bat...

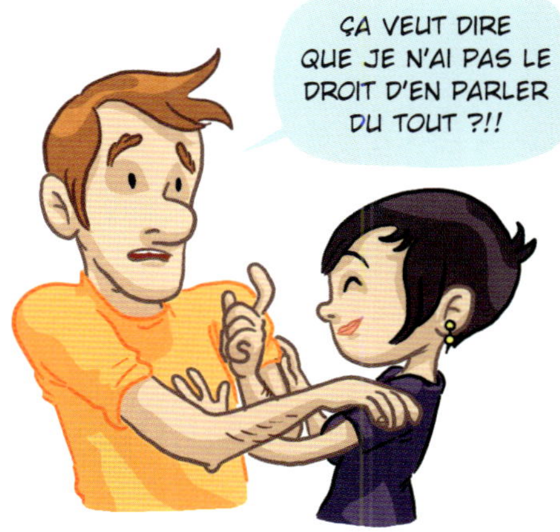
ÇA VEUT DIRE QUE JE N'AI PAS LE DROIT D'EN PARLER DU TOUT ?!!

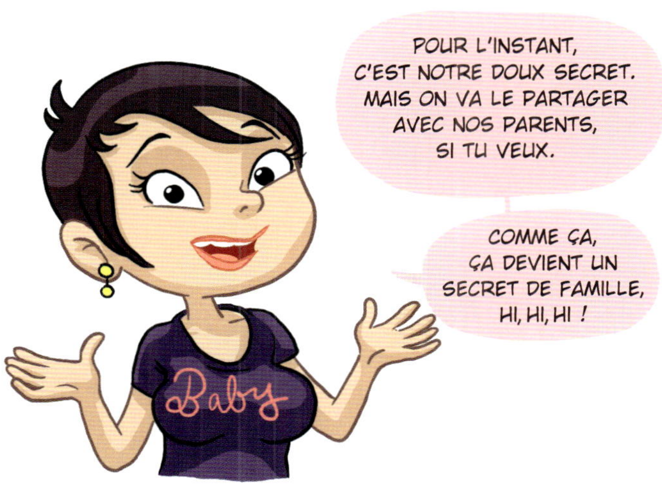
POUR L'INSTANT, C'EST NOTRE DOUX SECRET. MAIS ON VA LE PARTAGER AVEC NOS PARENTS, SI TU VEUX.
COMME ÇA, ÇA DEVIENT UN SECRET DE FAMILLE, HI, HI, HI !
Baby

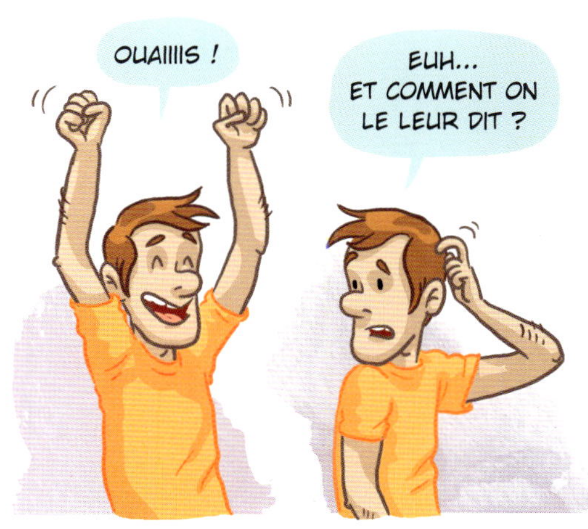
OUAIIIIS !
EUH... ET COMMENT ON LE LEUR DIT ?

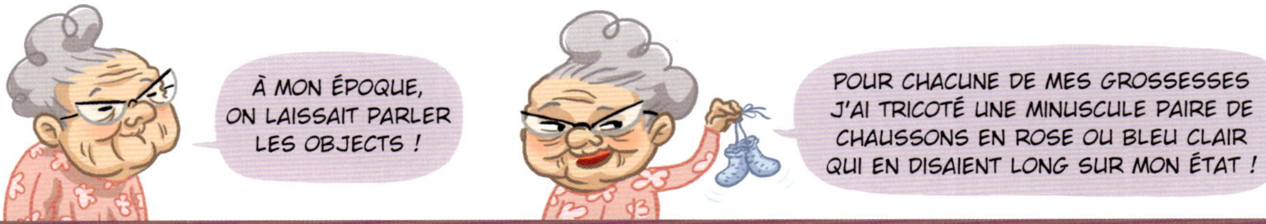
À MON ÉPOQUE, ON LAISSAIT PARLER LES OBJECTS !
POUR CHACUNE DE MES GROSSESSES J'AI TRICOTÉ UNE MINUSCULE PAIRE DE CHAUSSONS EN ROSE OU BLEU CLAIR QUI EN DISAIENT LONG SUR MON ÉTAT !

Suivons donc l'excellent conseil de Mémé Edwige et laissons la parole aux objets !

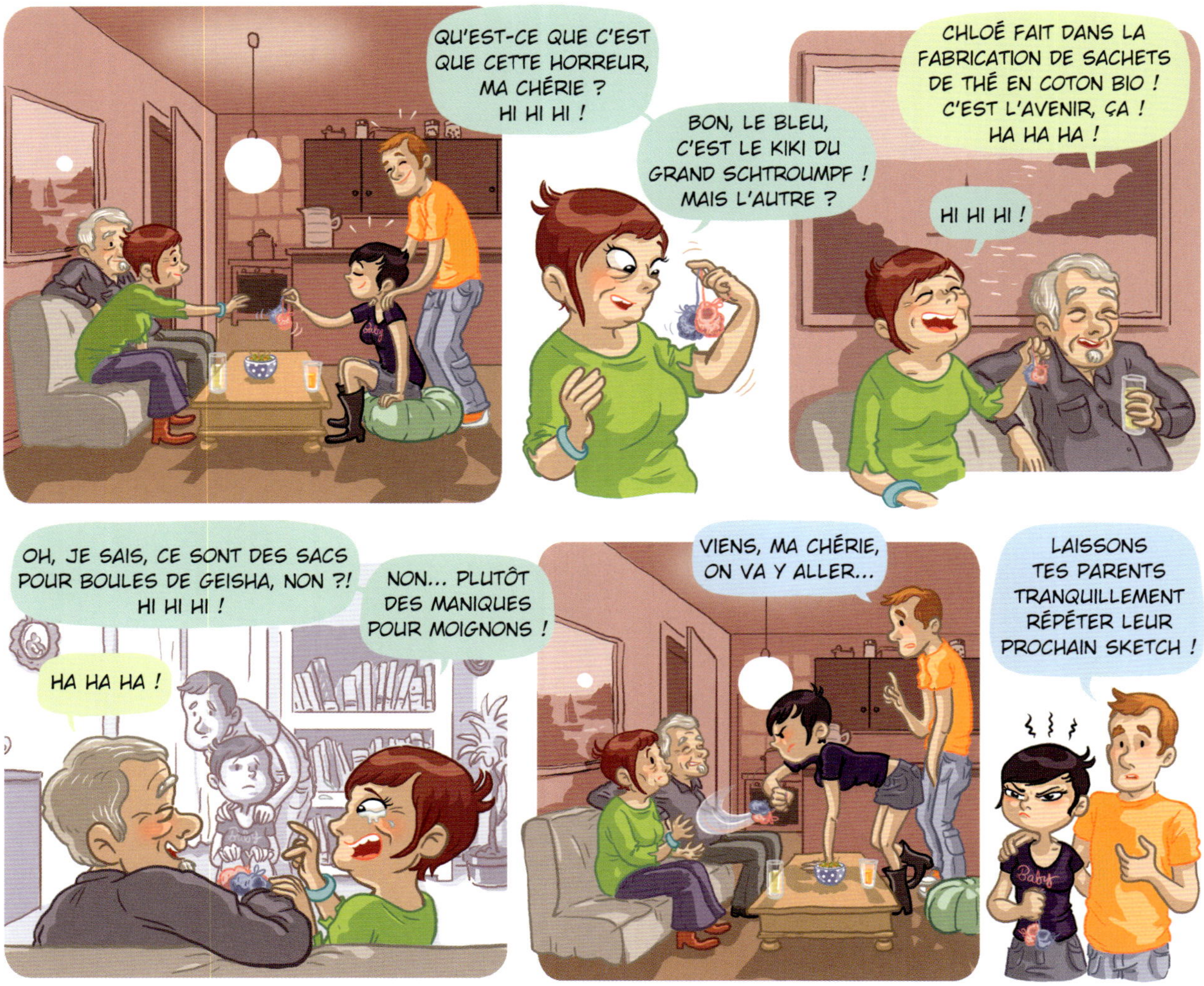
QU'EST-CE QUE C'EST QUE CETTE HORREUR, MA CHÉRIE ? HI HI HI !
BON, LE BLEU, C'EST LE KIKI DU GRAND SCHTROUMPF ! MAIS L'AUTRE ?
CHLOÉ FAIT DANS LA FABRICATION DE SACHETS DE THÉ EN COTON BIO ! C'EST L'AVENIR, ÇA ! HA HA HA !
HI HI HI !
OH, JE SAIS, CE SONT DES SACS POUR BOULES DE GEISHA, NON ?! HI HI HI !
HA HA HA !
NON... PLUTÔT DES MANIQUES POUR MOIGNONS !
VIENS, MA CHÉRIE, ON VA Y ALLER...
LAISSONS TES PARENTS TRANQUILLEMENT RÉPÉTER LEUR PROCHAIN SKETCH !

ASTUCE

Petit conseil bienveillant

Il est parfois plus judicieux pour une jeune femme enceinte d'annoncer d'abord l'heureux événement à sa maman en tête-à-tête.

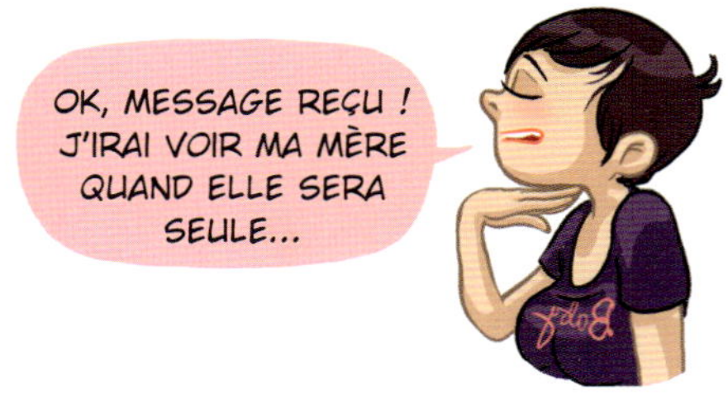
OK, MESSAGE REÇU ! J'IRAI VOIR MA MÈRE QUAND ELLE SERA SEULE...

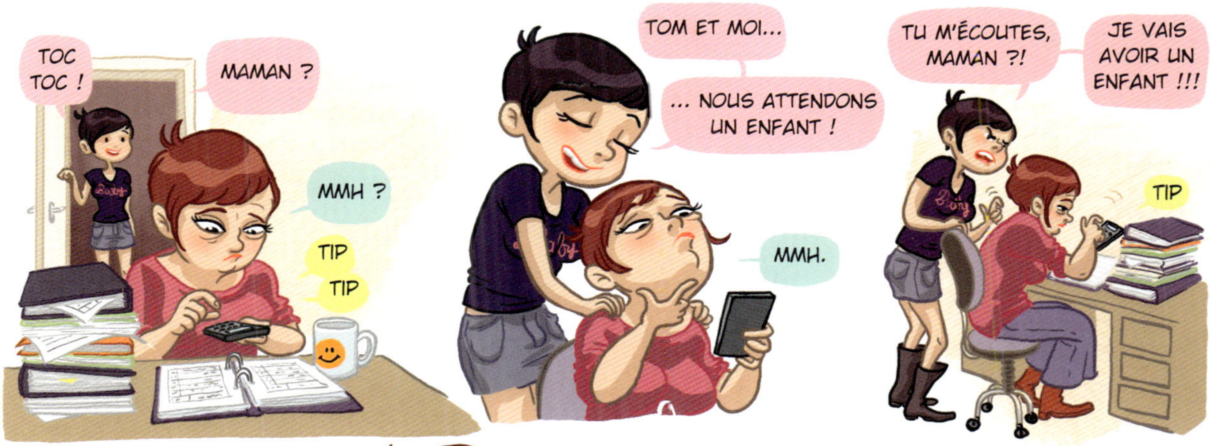
TOC TOC !
MAMAN ?
MMH ?
TIP
TIP
TOM ET MOI…
… NOUS ATTENDONS UN ENFANT !
MMH.
TU M'ÉCOUTES, MAMAN ?!
JE VAIS AVOIR UN ENFANT !!!
TIP

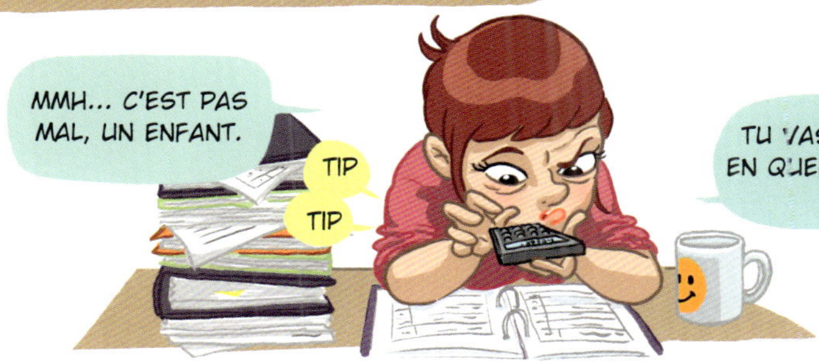
MMH… C'EST PAS MAL, UN ENFANT.
TIP
TIP
TU VAS LE PRENDRE EN QUELLE COULEUR ?

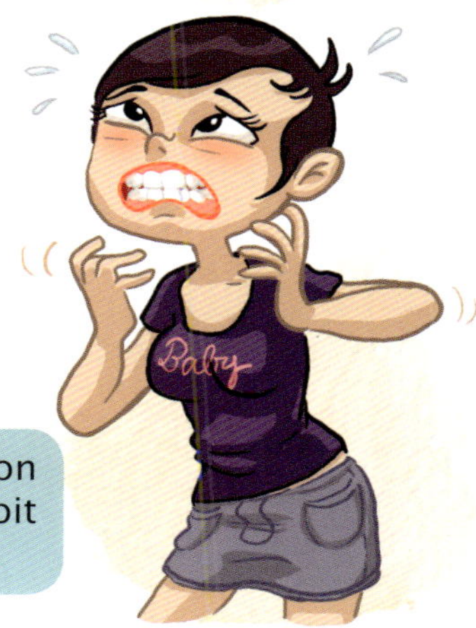
Baby

ATTENTION !

Aussi important que le choix des paroles est celui du bon moment. Veillez à ce que la personne en face de vous soit réceptive au message que vous souhaitez faire passer.

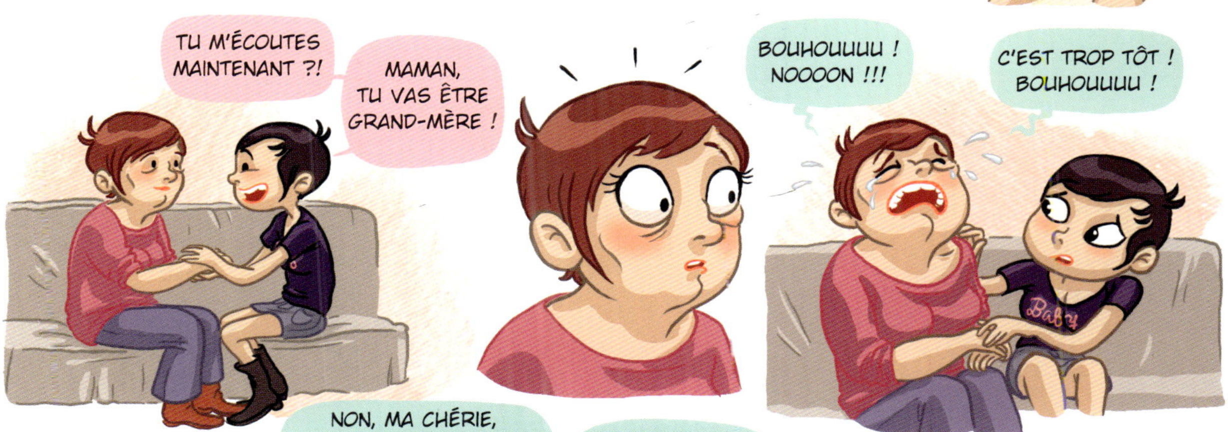
TU M'ÉCOUTES MAINTENANT ?!
MAMAN, TU VAS ÊTRE GRAND-MÈRE !
BOUHOUUUU ! NOOOON !!!
C'EST TROP TÔT ! BOUHOUUUU !

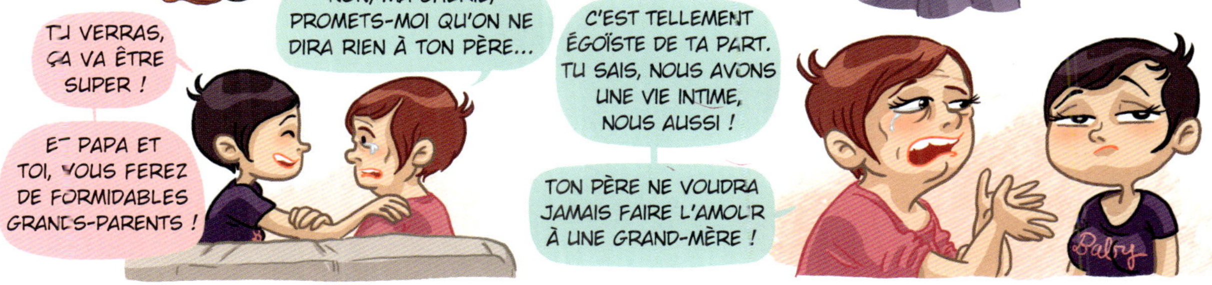
TU VERRAS, ÇA VA ÊTRE SUPER !
ET PAPA ET TOI, VOUS FEREZ DE FORMIDABLES GRANDS-PARENTS !
NON, MA CHÉRIE, PROMETS-MOI QU'ON NE DIRA RIEN À TON PÈRE…
C'EST TELLEMENT ÉGOÏSTE DE TA PART. TU SAIS, NOUS AVONS UNE VIE INTIME, NOUS AUSSI !
TON PÈRE NE VOUDRA JAMAIS FAIRE L'AMOUR À UNE GRAND-MÈRE !

Et le patron, qu'est-ce qu'il va dire ?

L'annonce la plus délicate est souvent celle qu'une future maman doit faire à son employeur, l'égalité des sexes n'étant pas encore systématique dans le monde de l'entreprise...

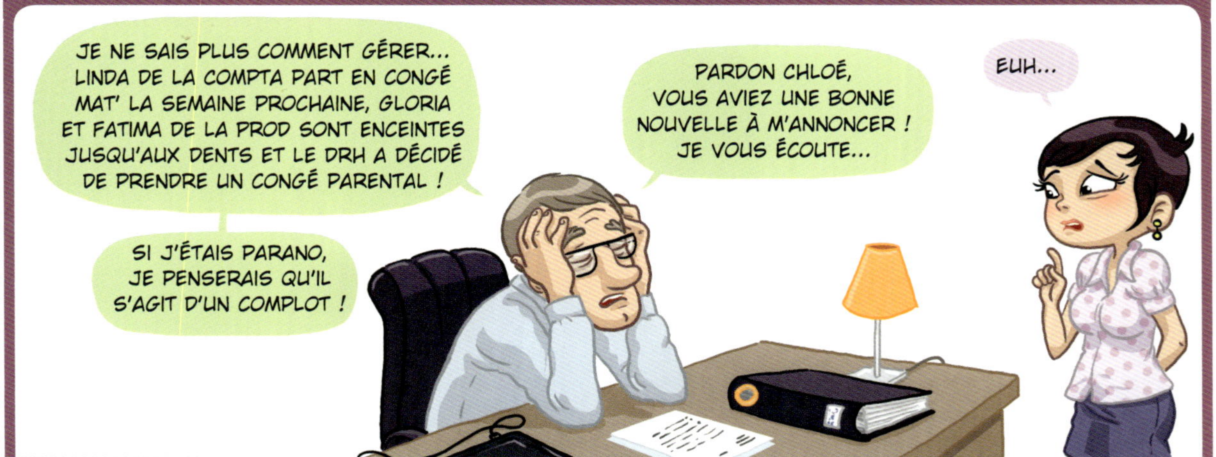
JE NE SAIS PLUS COMMENT GÉRER... LINDA DE LA COMPTA PART EN CONGÉ MAT' LA SEMAINE PROCHAINE, GLORIA ET FATIMA DE LA PROD SONT ENCEINTES JUSQU'AUX DENTS ET LE DRH A DÉCIDÉ DE PRENDRE UN CONGÉ PARENTAL !
SI J'ÉTAIS PARANO, JE PENSERAIS QU'IL S'AGIT D'UN COMPLOT !
PARDON CHLOÉ, VOUS AVIEZ UNE BONNE NOUVELLE À M'ANNONCER ! JE VOUS ÉCOUTE...
EUH...

Petit conseil bienveillant

Vous êtes tenue d'informer votre employeur un mois avant votre départ en congé maternité, mais il convient de le faire un peu avant pour qu'il puisse organiser votre période d'absence.

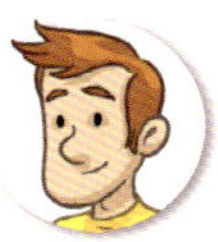

Une étude de l'Insee (l'Institut national de la statistique et des études économiques) publiée en juin 2014 a dévoilé que seulement un homme sur neuf réduit temporairement ou cesse son activité professionnelle au-delà de son congé paternité.

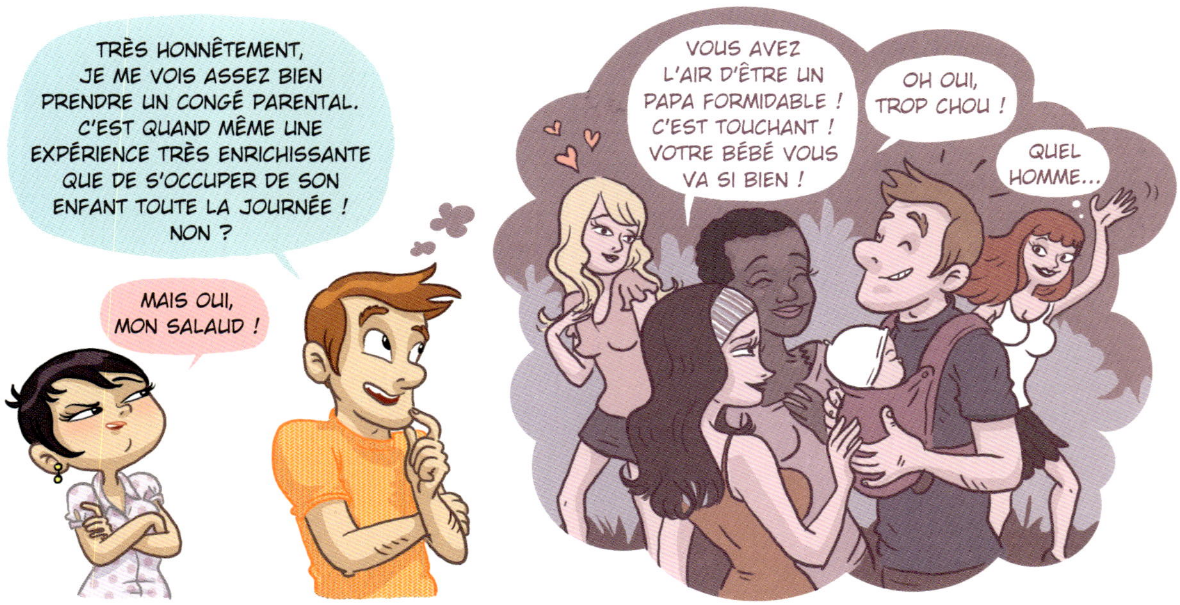
TRÈS HONNÊTEMENT, JE ME VOIS ASSEZ BIEN PRENDRE UN CONGÉ PARENTAL. C'EST QUAND MÊME UNE EXPÉRIENCE TRÈS ENRICHISSANTE QUE DE S'OCCUPER DE SON ENFANT TOUTE LA JOURNÉE ! NON ?
MAIS OUI, MON SALAUD !
VOUS AVEZ L'AIR D'ÊTRE UN PAPA FORMIDABLE ! C'EST TOUCHANT ! VOTRE BÉBÉ VOUS VA SI BIEN !
OH OUI, TROP CHOU !
QUEL HOMME...

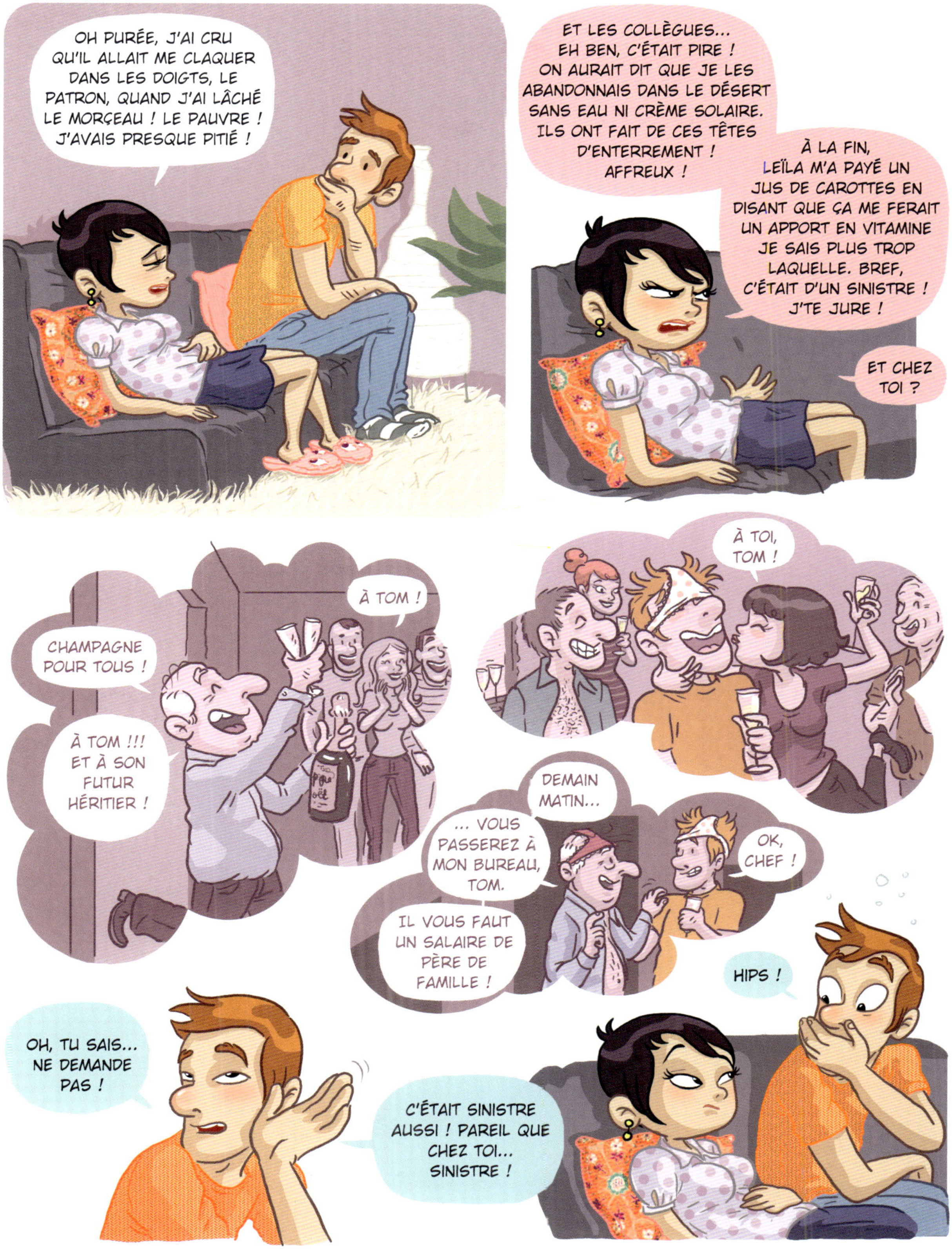

OH PURÉE, J'AI CRU QU'IL ALLAIT ME CLAQUER DANS LES DOIGTS, LE PATRON, QUAND J'AI LÂCHÉ LE MORÇEAU ! LE PAUVRE ! J'AVAIS PRESQUE PITIÉ !
ET LES COLLÈGUES... EH BEN, C'ÉTAIT PIRE ! ON AURAIT DIT QUE JE LES ABANDONNAIS DANS LE DÉSERT SANS EAU NI CRÈME SOLAIRE. ILS ONT FAIT DE CES TÊTES D'ENTERREMENT ! AFFREUX !
À LA FIN, LEÏLA M'A PAYÉ UN JUS DE CAROTTES EN DISANT QUE ÇA ME FERAIT UN APPORT EN VITAMINE JE SAIS PLUS TROP LAQUELLE. BREF, C'ÉTAIT D'UN SINISTRE ! J'TE JURE !
ET CHEZ TOI ?
CHAMPAGNE POUR TOUS !
À TOM !
À TOM !!! ET À SON FUTUR HÉRITIER !
À TOI, TOM !
DEMAIN MATIN...
... VOUS PASSEREZ À MON BUREAU, TOM.
OK, CHEF !
IL VOUS FAUT UN SALAIRE DE PÈRE DE FAMILLE !
OH, TU SAIS... NE DEMANDE PAS !
C'ÉTAIT SINISTRE AUSSI ! PAREIL QUE CHEZ TOI... SINISTRE !
HIPS !

3

CHAPITRE

LE DÉBUT N'EST JAMAIS FACILE

(Le milieu non plus,
et la fin un calvaire !)

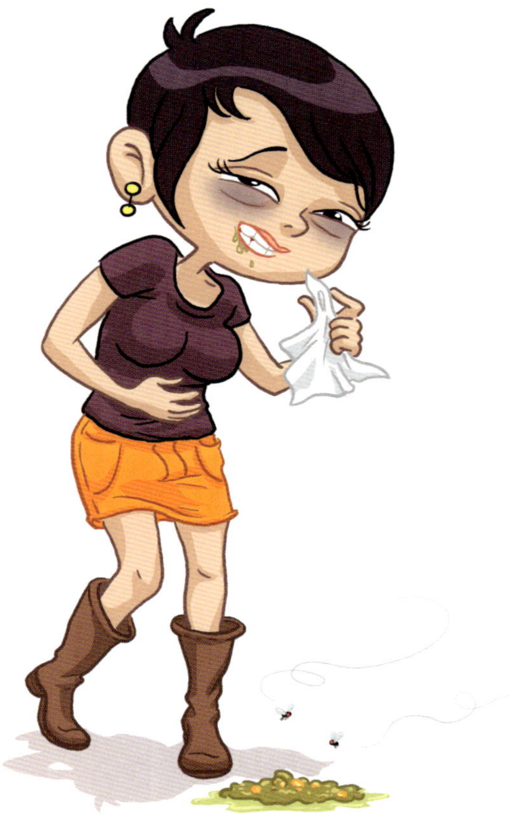

Le premier trimestre

La grossesse à peine démarrée, vous voilà déjà jusqu'aux oreilles dans le grand bain des changements hormonaux et corporels ! Vous faites peut-être partie des chanceuses pour qui les effets du début sont presque imperceptibles. Si l'ampleur de ces changements varie beaucoup d'une femme à l'autre, il y a tout de même des signes plus fréquemment observés.

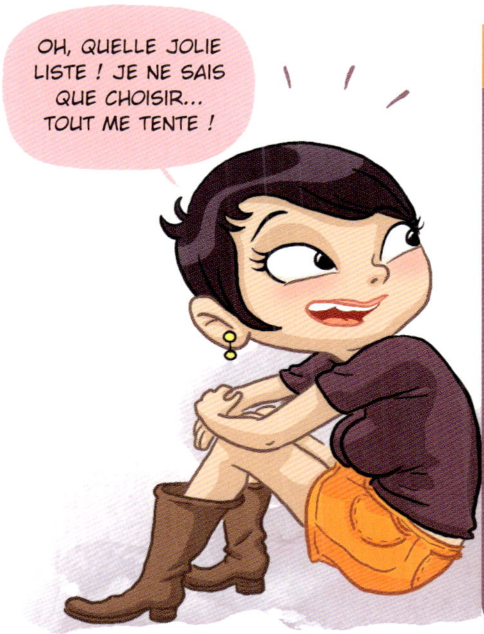
OH, QUELLE JOLIE LISTE ! JE NE SAIS QUE CHOISIR... TOUT ME TENTE !

Servez-vous, c'est gratuit !

- l'arrêt des règles
- un gonflement des seins
- une grande fatigue
- des nausées (matinales)
- des vertiges
- des coups de fringale
- une certaine irritabilité avec de belles sautes d'humeur
- des douleurs abdominales dues à l'augmentation du volume de l'utérus
- des aréoles plus foncées et plus larges
- une accélération du rythme cardiaque due à l'accroissement du volume sanguin d'environ 2 litres
- une légère prise de poids

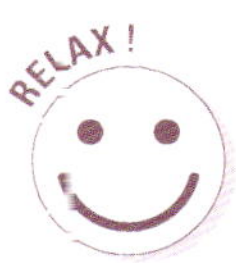
RELAX !

Le premier trimestre ne rime peut-être pas toujours avec bien-être, mais les nausées et l'immense fatigue devraient s'estomper vers la fin du 3e mois. Pour mieux accepter les désagréments, dites-vous qu'ils sont nécessaires pour préparer votre corps à la fabrication d'un joli bébé unique ! Et puis, la grossesse dure en moyenne 40 semaines... vous aurez donc largement le temps de vous habituer à votre état !

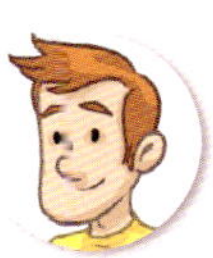

Il est parfois difficile pour le futur papa de comprendre les humeurs et émotions de sa chère et douce. Surtout que, vue de l'extérieur, elle ne semble pas encore si changée que ça ! N'oublions pas qu'une femme devient mère au moment où elle apprend sa grossesse, alors qu'un homme ne devient père qu'à la naissance du bébé ou, dans de plus rares cas, quand ce dernier passe son permis !

Vous êtes deux à attendre un enfant !

Des petites attentions quotidiennes, une bonne dose de compréhension et d'écoute, et vous transformez cette période un peu stressante pour tous les deux en « trimestre love love » ! Fastoche !

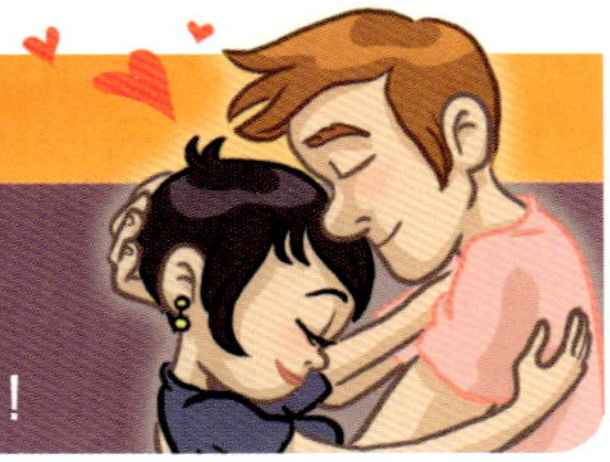

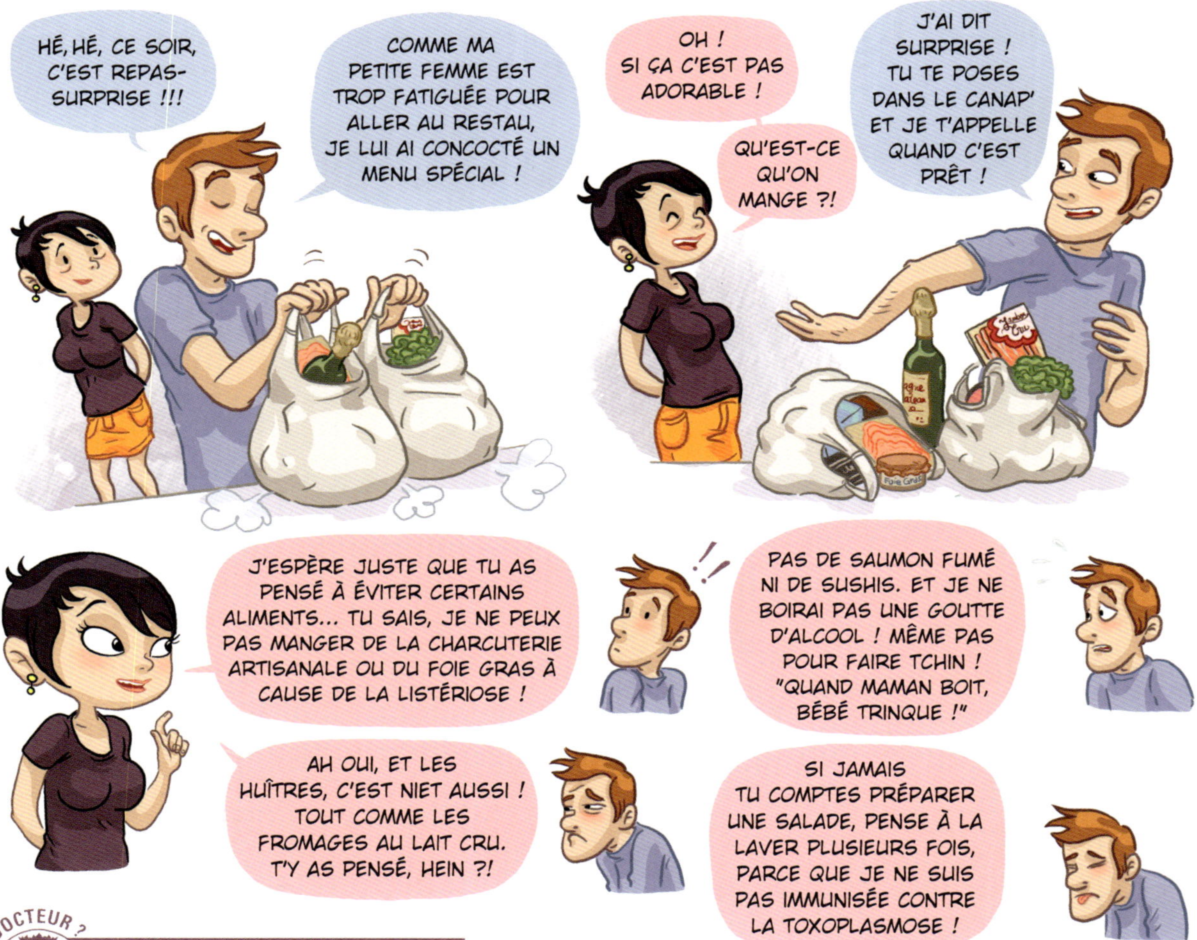

HÉ, HÉ, CE SOIR, C'EST REPAS-SURPRISE !!!
COMME MA PETITE FEMME EST TROP FATIGUÉE POUR ALLER AU RESTAU, JE LUI AI CONCOCTÉ UN MENU SPÉCIAL !
OH ! SI ÇA C'EST PAS ADORABLE !
QU'EST-CE QU'ON MANGE ?!
J'AI DIT SURPRISE ! TU TE POSES DANS LE CANAP' ET JE T'APPELLE QUAND C'EST PRÊT !
J'ESPÈRE JUSTE QUE TU AS PENSÉ À ÉVITER CERTAINS ALIMENTS... TU SAIS, JE NE PEUX PAS MANGER DE LA CHARCUTERIE ARTISANALE OU DU FOIE GRAS À CAUSE DE LA LISTÉRIOSE !
!
PAS DE SAUMON FUMÉ NI DE SUSHIS. ET JE NE BOIRAI PAS UNE GOUTTE D'ALCOOL ! MÊME PAS POUR FAIRE TCHIN ! "QUAND MAMAN BOIT, BÉBÉ TRINQUE !"
AH OUI, ET LES HUÎTRES, C'EST NIET AUSSI ! TOUT COMME LES FROMAGES AU LAIT CRU. T'Y AS PENSÉ, HEIN ?!
SI JAMAIS TU COMPTES PRÉPARER UNE SALADE, PENSE À LA LAVER PLUSIEURS FOIS, PARCE QUE JE NE SUIS PAS IMMUNISÉE CONTRE LA TOXOPLASMOSE !

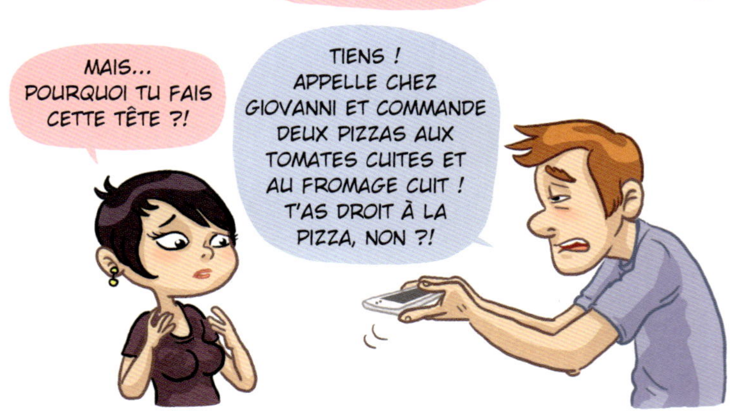

MAIS... POURQUOI TU FAIS CETTE TÊTE ?!
TIENS ! APPELLE CHEZ GIOVANNI ET COMMANDE DEUX PIZZAS AUX TOMATES CUITES ET AU FROMAGE CUIT ! T'AS DROIT À LA PIZZA, NON ?!

ALLÔ, DOCTEUR ?

Listériose et toxoplasmose

Contractées pendant la grossesse, ces deux infections, l'une bactérienne (*listeria*) et l'autre parasitaire (toxoplasme), peuvent entraîner de graves complications. Le médecin vous donnera toutes les informations nécessaires !

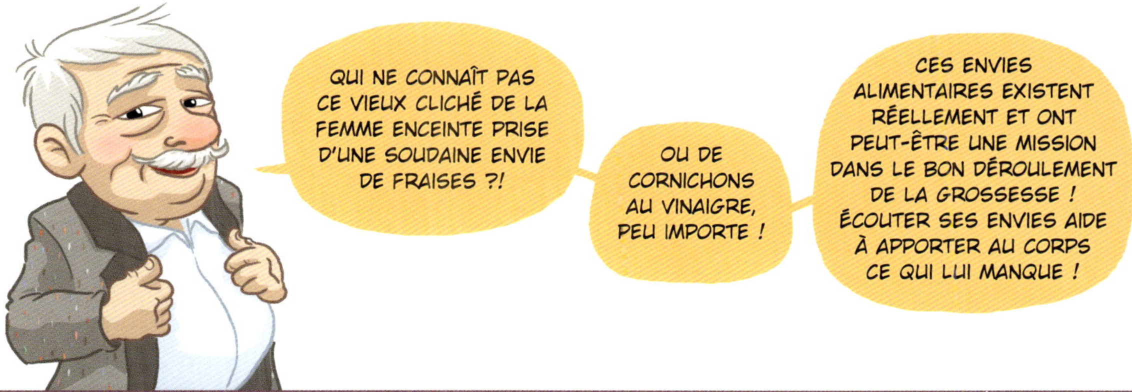
QUI NE CONNAÎT PAS CE VIEUX CLICHÉ DE LA FEMME ENCEINTE PRISE D'UNE SOUDAINE ENVIE DE FRAISES ?!
OU DE CORNICHONS AU VINAIGRE, PEU IMPORTE !
CES ENVIES ALIMENTAIRES EXISTENT RÉELLEMENT ET ONT PEUT-ÊTRE UNE MISSION DANS LE BON DÉROULEMENT DE LA GROSSESSE ! ÉCOUTER SES ENVIES AIDE À APPORTER AU CORPS CE QUI LUI MANQUE !

Une envie peut correspondre à une éventuelle carence...

1

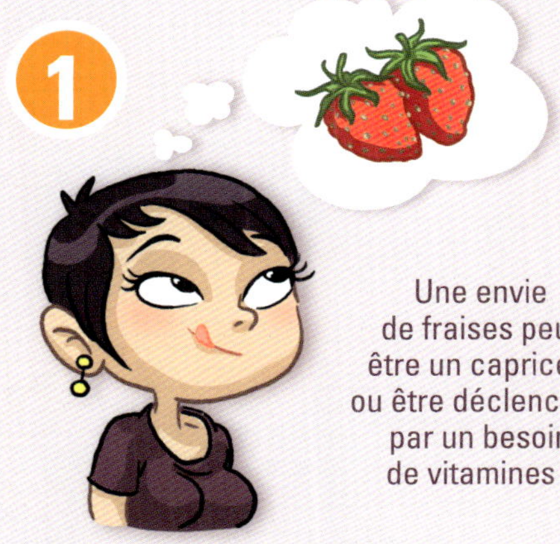

Une envie de fraises peut être un caprice... ou être déclenchée par un besoin de vitamines !

2

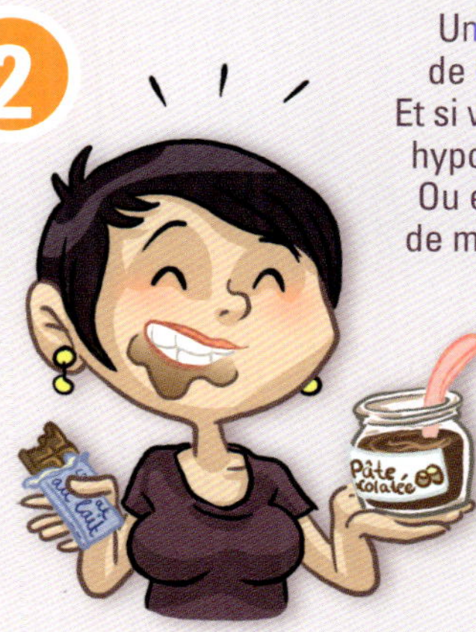

Une fringale de chocolat ? Et si vous étiez en hypoglycémie ? Ou en carence de magnésium ?

3

Vous tueriez pour un énorme plat de lentilles aux petits oignons ? Votre corps manque peut-être de vitamine B9 (acide folique).

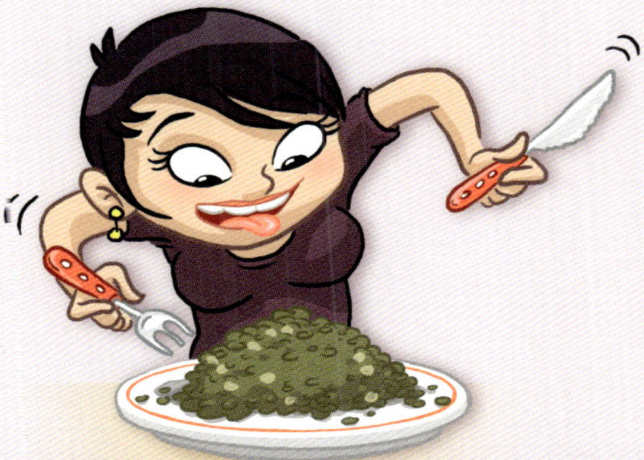

4

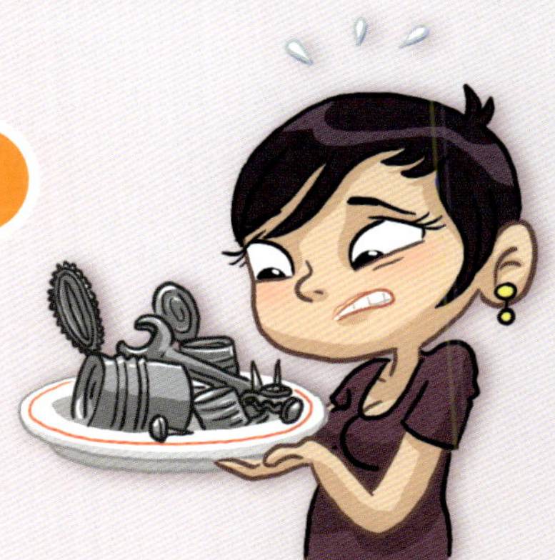

Vous souffrez d'un manque de fer et la seule consommation de viande rouge n'a pas fait l'affaire ? En ce cas, mieux vaut compléter avec des cachets que de sucer des vieilles ferrailles fort peu goûteuses !

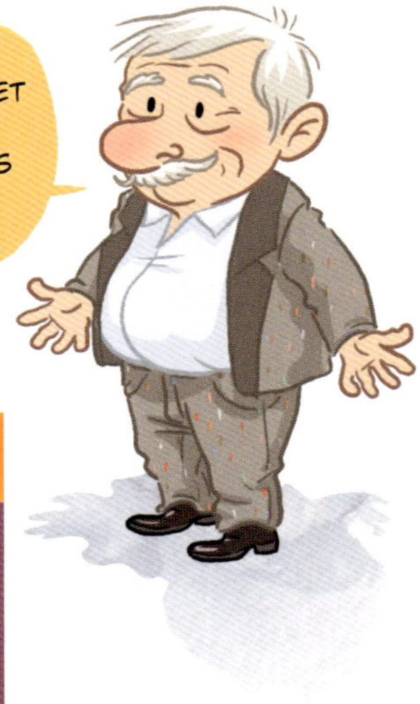
ENTRE LA 11E ET LA 13E SEMAINE, VOUS PASSEREZ L'ÉCHOGRAPHIE DU PREMIER TRIMESTRE.
VOUS AUREZ ALORS LE PLAISIR DE VOIR POUR LA PREMIÈRE FOIS VOTRE BÉBÉ, ET MÊME D'ENTENDRE LES BATTEMENTS DE SON PETIT CŒUR !
CETTE PREMIÈRE ÉCHOGRAPHIE PERMET AU MÉDECIN DE VÉRIFIER PLUSIEURS POINTS TRÈS IMPORTANTS...

La date du grand jour

En mesurant la longueur du fœtus (du sommet du crâne jusqu'aux fesses), l'échographiste peut déterminer son âge exact, et donc la date présumée de l'accouchement.

L'emplacement

La première échographie permet aussi de vérifier si le fœtus s'est bien installé là où il faut, c'est-à-dire dans l'utérus !

Le nombre de fœtus

L'échographiste verra s'il s'agit d'une grossesse simple ou multiple. En cas de grossesse gémellaire, vous serez suivie d'encore plus près !

La viabilité du fœtus

À ce stade de la grossesse, le fœtus a déjà développé une partie de ses organes vitaux. Il a un cœur qui bat, un cerveau, une colonne vertébrale, un appareil urinaire...

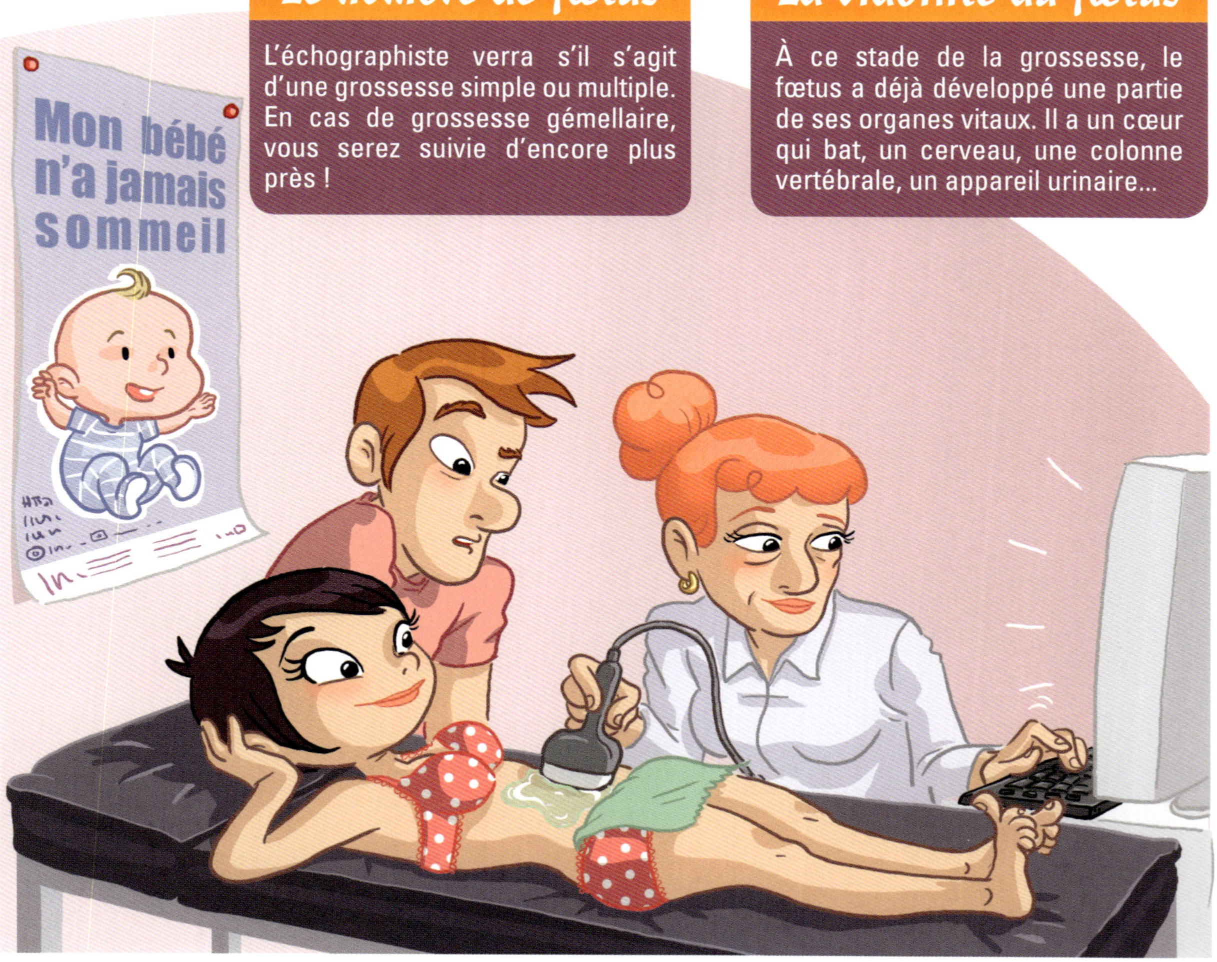
Mon bébé n'a jamais sommeil

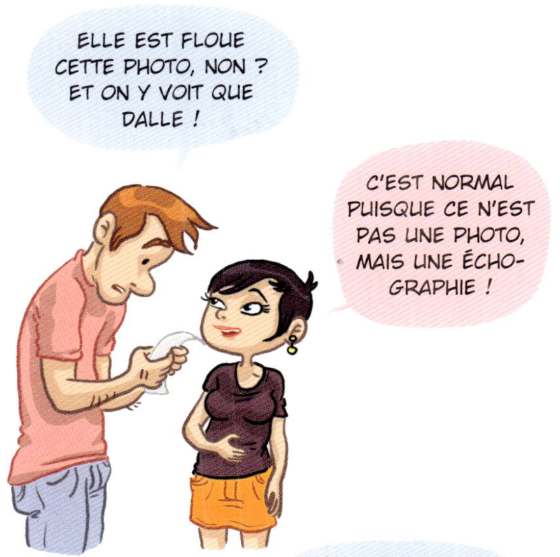
ELLE EST FLOUE CETTE PHOTO, NON ? ET ON Y VOIT QUE DALLE !
C'EST NORMAL PUISQUE CE N'EST PAS UNE PHOTO, MAIS UNE ÉCHOGRAPHIE !

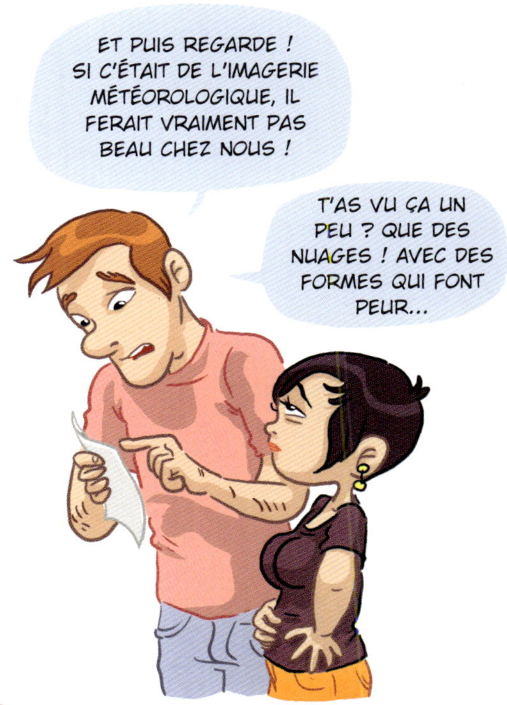
ET PUIS REGARDE ! SI C'ÉTAIT DE L'IMAGERIE MÉTÉOROLOGIQUE, IL FERAIT VRAIMENT PAS BEAU CHEZ NOUS !
T'AS VU ÇA UN PEU ? QUE DES NUAGES ! AVEC DES FORMES QUI FONT PEUR...

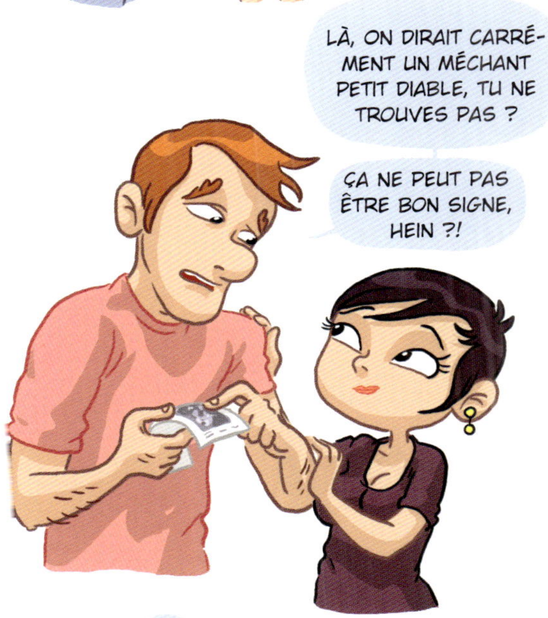
LÀ, ON DIRAIT CARRÉMENT UN MÉCHANT PETIT DIABLE, TU NE TROUVES PAS ?
ÇA NE PEUT PAS ÊTRE BON SIGNE, HEIN ?!

RELAX !

Il ne le fait pas exprès !

Depuis plusieurs mois déjà, la future maman sent les changements dans son corps et l'existence du bébé au quotidien. Contrairement au futur papa qui, lors de l'échographie, se trouve confronté à la réalité et au fœtus pour la première fois. Ne soyez pas déçue s'il ne réagit pas comme vous l'aviez imaginé !

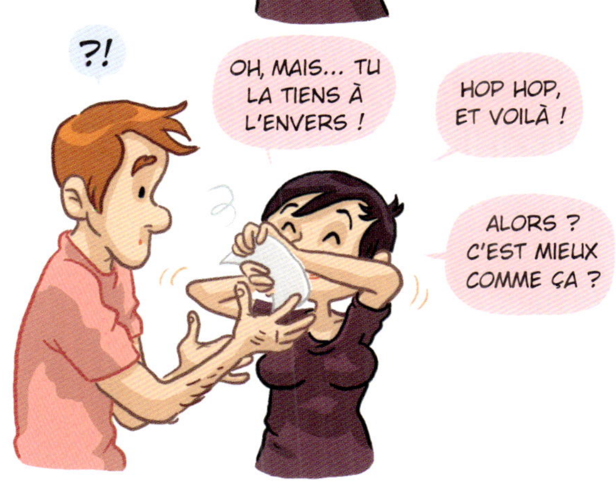
?!
OH, MAIS... TU LA TIENS À L'ENVERS !
HOP HOP, ET VOILÀ !
ALORS ? C'EST MIEUX COMME ÇA ?

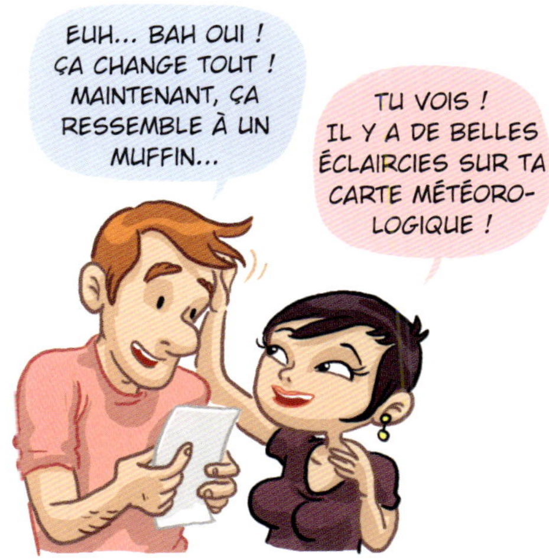
EUH... BAH OUI ! ÇA CHANGE TOUT ! MAINTENANT, ÇA RESSEMBLE À UN MUFFIN...
TU VOIS ! IL Y A DE BELLES ÉCLAIRCIES SUR TA CARTE MÉTÉOROLOGIQUE !

Le deuxième trimestre

Cette période de la grossesse, entre le 4e et la fin du 6e mois, est peut-être la plus agréable pour la femme enceinte... et aussi pour son entourage ! Les nausées sont passées, ainsi que la fatigue assommante. Le ventre s'arrondit sans être encore trop encombrant. Beaucoup de femmes se replongent dans la vie sociale, certaines témoignent même d'une énergie débordante. S'il fallait rester discret tout au long du premier trimestre, au deuxième, votre grossesse est peut-être devenue votre sujet de conversation préféré...

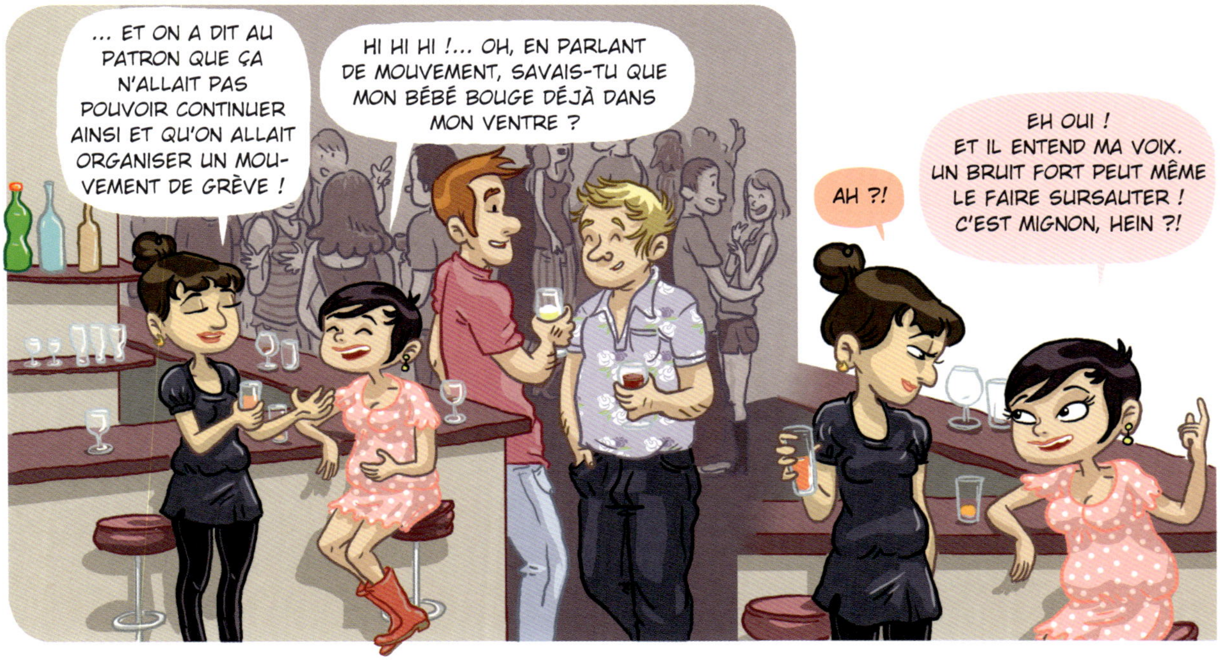
... ET ON A DIT AU PATRON QUE ÇA N'ALLAIT PAS POUVOIR CONTINUER AINSI ET QU'ON ALLAIT ORGANISER UN MOUVEMENT DE GRÈVE !
HI HI HI !... OH, EN PARLANT DE MOUVEMENT, SAVAIS-TU QUE MON BÉBÉ BOUGE DÉJÀ DANS MON VENTRE ?
AH ?!
EH OUI ! ET IL ENTEND MA VOIX. UN BRUIT FORT PEUT MÊME LE FAIRE SURSAUTER ! C'EST MIGNON, HEIN ?!

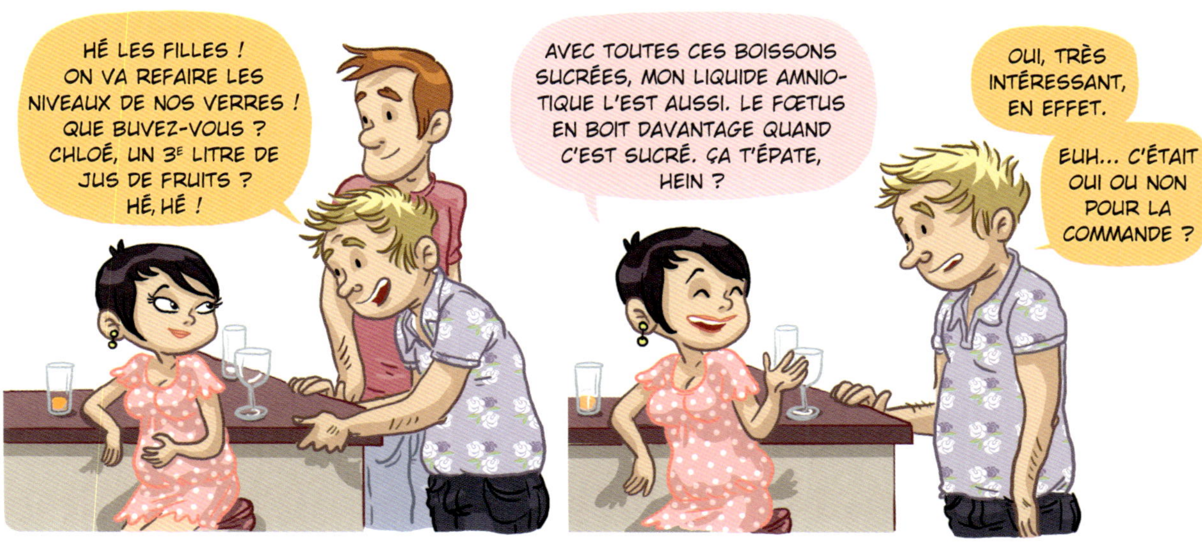
HÉ LES FILLES ! ON VA REFAIRE LES NIVEAUX DE NOS VERRES ! QUE BUVEZ-VOUS ? CHLOÉ, UN 3E LITRE DE JUS DE FRUITS ? HÉ, HÉ !
AVEC TOUTES CES BOISSONS SUCRÉES, MON LIQUIDE AMNIOTIQUE L'EST AUSSI. LE FŒTUS EN BOIT DAVANTAGE QUAND C'EST SUCRÉ. ÇA T'ÉPATE, HEIN ?
OUI, TRÈS INTÉRESSANT, EN EFFET.
EUH... C'ÉTAIT OUI OU NON POUR LA COMMANDE ?

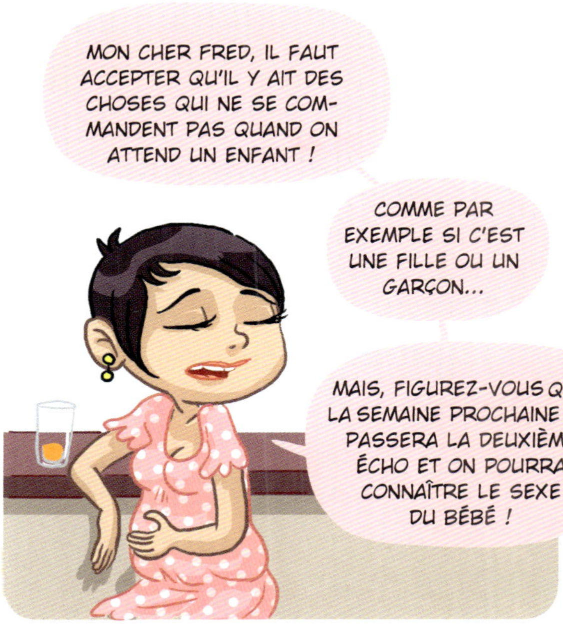
MON CHER FRED, IL FAUT ACCEPTER QU'IL Y AIT DES CHOSES QUI NE SE COM-MANDENT PAS QUAND ON ATTEND UN ENFANT !
COMME PAR EXEMPLE SI C'EST UNE FILLE OU UN GARÇON...
MAIS, FIGUREZ-VOUS QUE LA SEMAINE PROCHAINE ON PASSERA LA DEUXIÈME ÉCHO ET ON POURRA CONNAÎTRE LE SEXE DU BÉBÉ !

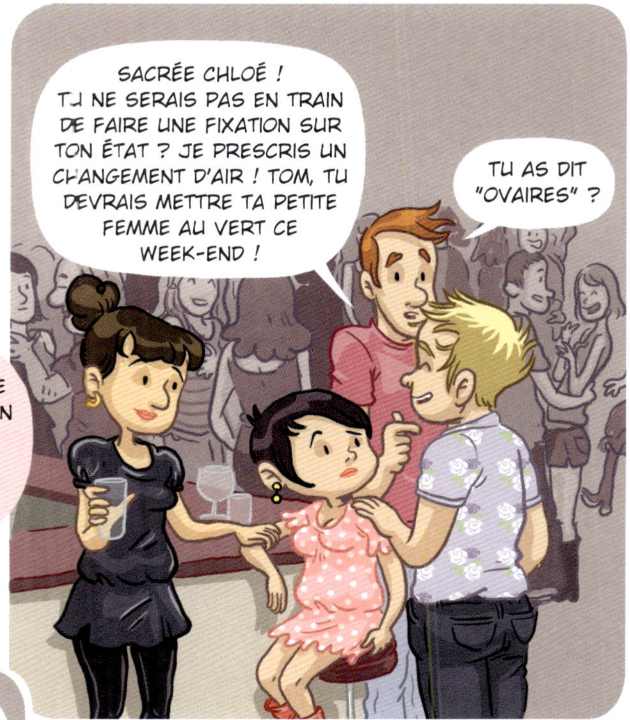
SACRÉE CHLOÉ ! TU NE SERAIS PAS EN TRAIN DE FAIRE UNE FIXATION SUR TON ÉTAT ? JE PRESCRIS UN CHANGEMENT D'AIR ! TOM, TU DEVRAIS METTRE TA PETITE FEMME AU VERT CE WEEK-END !
TU AS DIT "OVAIRES" ?

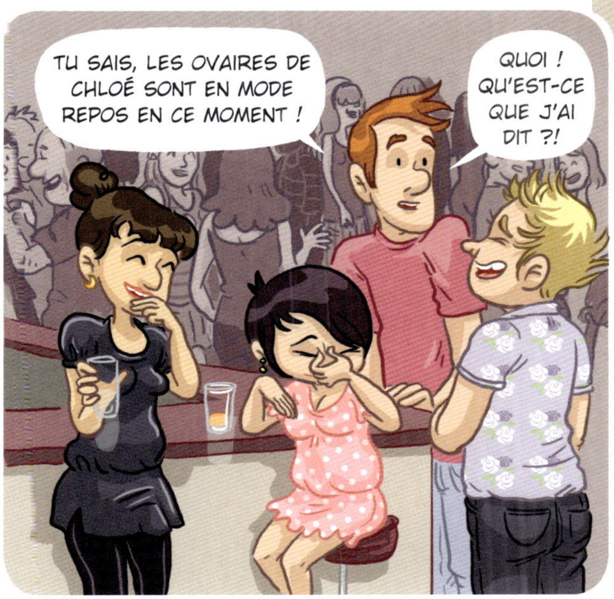
TU SAIS, LES OVAIRES DE CHLOÉ SONT EN MODE REPOS EN CE MOMENT !
QUOI ! QU'EST-CE QUE J'AI DIT ?!

ATTENTION !

À ce stade, il n'est pas rare que toute l'attention des futurs parents se focalise sur le bébé à venir, votre nombril devenant alors le centre du monde.
Tout le monde comprend que cela mérite beaucoup de réflexion et d'échanges. Mais n'oubliez pas que vos amis et vos proches ont parfois d'autres sujets de conversation que votre seul utérus !

Encore quelques désagréments passagers à votre dispo !

- étourderie
- flatulences (en gros, des prouts !)
- brûlures d'estomac
- douleurs à l'aine
- congestion nasale
- gencives sensibles
- modifications de la peau telles qu'un éventuel masque de grossesse sur le visage, des vergetures sur le ventre et les seins, des angiomes... Le bonheur, quoi !

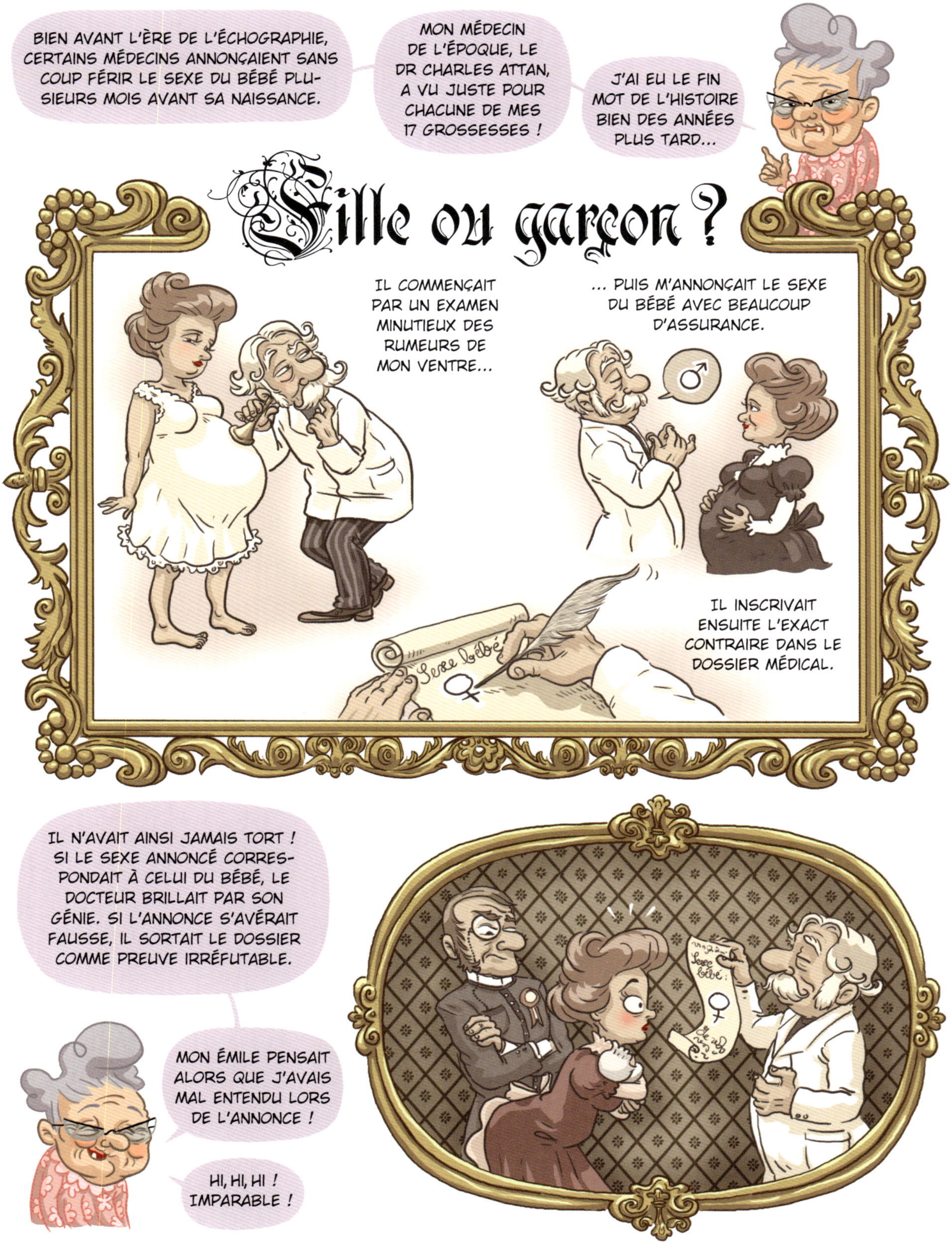
BIEN AVANT L'ÈRE DE L'ÉCHOGRAPHIE, CERTAINS MÉDECINS ANNONÇAIENT SANS COUP FÉRIR LE SEXE DU BÉBÉ PLUSIEURS MOIS AVANT SA NAISSANCE.
MON MÉDECIN DE L'ÉPOQUE, LE DR CHARLES ATTAN, A VU JUSTE POUR CHACUNE DE MES 17 GROSSESSES !
J'AI EU LE FIN MOT DE L'HISTOIRE BIEN DES ANNÉES PLUS TARD...
Fille ou garçon ?
IL COMMENÇAIT PAR UN EXAMEN MINUTIEUX DES RUMEURS DE MON VENTRE...
... PUIS M'ANNONÇAIT LE SEXE DU BÉBÉ AVEC BEAUCOUP D'ASSURANCE.
♂
Sexe bébé
♀
IL INSCRIVAIT ENSUITE L'EXACT CONTRAIRE DANS LE DOSSIER MÉDICAL.
IL N'AVAIT AINSI JAMAIS TORT ! SI LE SEXE ANNONCÉ CORRESPONDAIT À CELUI DU BÉBÉ, LE DOCTEUR BRILLAIT PAR SON GÉNIE. SI L'ANNONCE S'AVÉRAIT FAUSSE, IL SORTAIT LE DOSSIER COMME PREUVE IRRÉFUTABLE.
MON ÉMILE PENSAIT ALORS QUE J'AVAIS MAL ENTENDU LORS DE L'ANNONCE !
HI, HI, HI ! IMPARABLE !

ALLÔ, DOCTEUR ?

Les visites de contrôle du 2e trimestre

À partir du 2e trimestre, vous passerez un examen prénatal chaque mois jusqu'à la fin de la grossesse. On y surveillera vos kilos, votre tension artérielle, vos urines, mais aussi le rythme cardiaque du bébé. Entre la 22e et la 25e semaine se pratique la deuxième échographie où l'on vérifiera l'anatomie de votre bébé. Ses mains et pieds sont alors formés et vous pourrez voir son visage. L'échographiste vous demandera si vous souhaitez connaître le sexe de votre enfant. Il pourra vous renseigner si le bébé n'est pas trop « pudique » ! Il est rare de nos jours qu'un médecin se trompe à ce sujet.

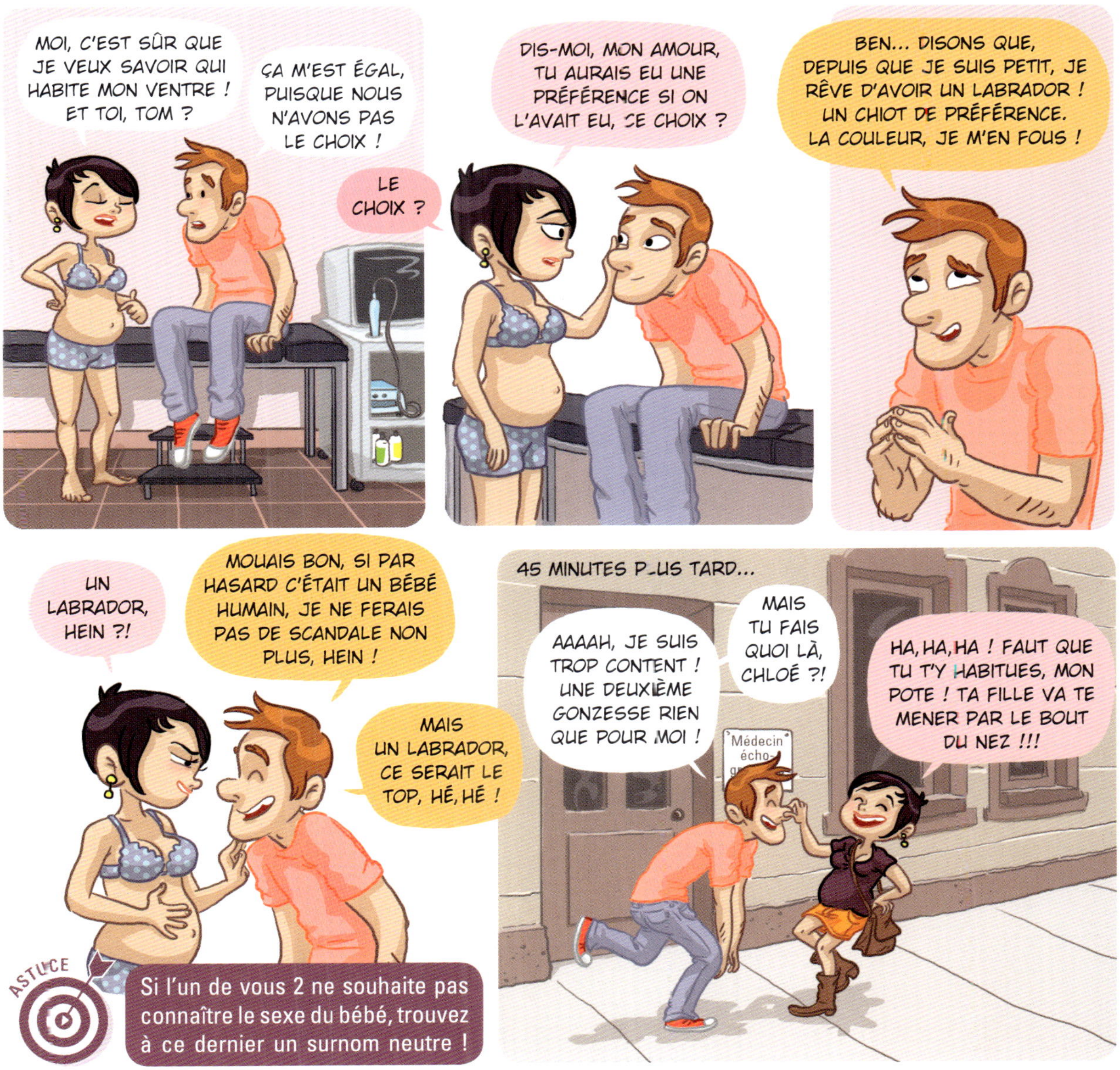
MOI, C'EST SÛR QUE JE VEUX SAVOIR QUI HABITE MON VENTRE ! ET TOI, TOM ?
ÇA M'EST ÉGAL, PUISQUE NOUS N'AVONS PAS LE CHOIX !
LE CHOIX ?
DIS-MOI, MON AMOUR, TU AURAIS EU UNE PRÉFÉRENCE SI ON L'AVAIT EU, CE CHOIX ?
BEN... DISONS QUE, DEPUIS QUE JE SUIS PETIT, JE RÊVE D'AVOIR UN LABRADOR ! UN CHIOT DE PRÉFÉRENCE. LA COULEUR, JE M'EN FOUS !
UN LABRADOR, HEIN ?!
MOUAIS BON, SI PAR HASARD C'ÉTAIT UN BÉBÉ HUMAIN, JE NE FERAIS PAS DE SCANDALE NON PLUS, HEIN !
MAIS UN LABRADOR, CE SERAIT LE TOP, HÉ, HÉ !
45 MINUTES PLUS TARD...
AAAAH, JE SUIS TROP CONTENT ! UNE DEUXIÈME GONZESSE RIEN QUE POUR MOI !
MAIS TU FAIS QUOI LÀ, CHLOÉ ?!
Médecin écho-
HA, HA, HA ! FAUT QUE TU T'Y HABITUES, MON POTE ! TA FILLE VA TE MENER PAR LE BOUT DU NEZ !!!

ASTUCE

Si l'un de vous 2 ne souhaite pas connaître le sexe du bébé, trouvez à ce dernier un surnom neutre !

Le troisième trimestre

Vous êtes désormais une femme enceinte bien « rodée » ! Une demi-année s'est écoulée pendant laquelle nombre de chamboulements ont eu lieu dans votre corps. Le développement de votre bébé suit son cours. Il commence à jouer des coudes, voire à pratiquer le « full-contact » ! Est-ce un futur boxeur ou une mini-kick-boxeuse qui habite votre ventre ?! Un coup de pied direct dans le foie, un uppercut en pleine vessie ; votre bébé s'agite à l'intérieur, et ça se voit à l'extérieur ! C'est on ne peut plus normal.

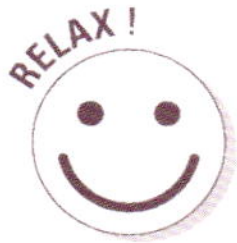

Si les culbutes et coups portés peuvent être fort désagréables, rassurez-vous : cela signifie que le fœtus est en pleine forme !

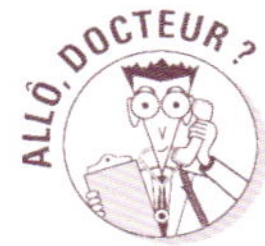

Si, au contraire, vous trouvez que votre bébé ne boxe pas assez, consultez ~~son entraîneur~~ votre médecin !

Voici quelques détails de la croissance du petit combattant, bien au chaud dans votre ventre

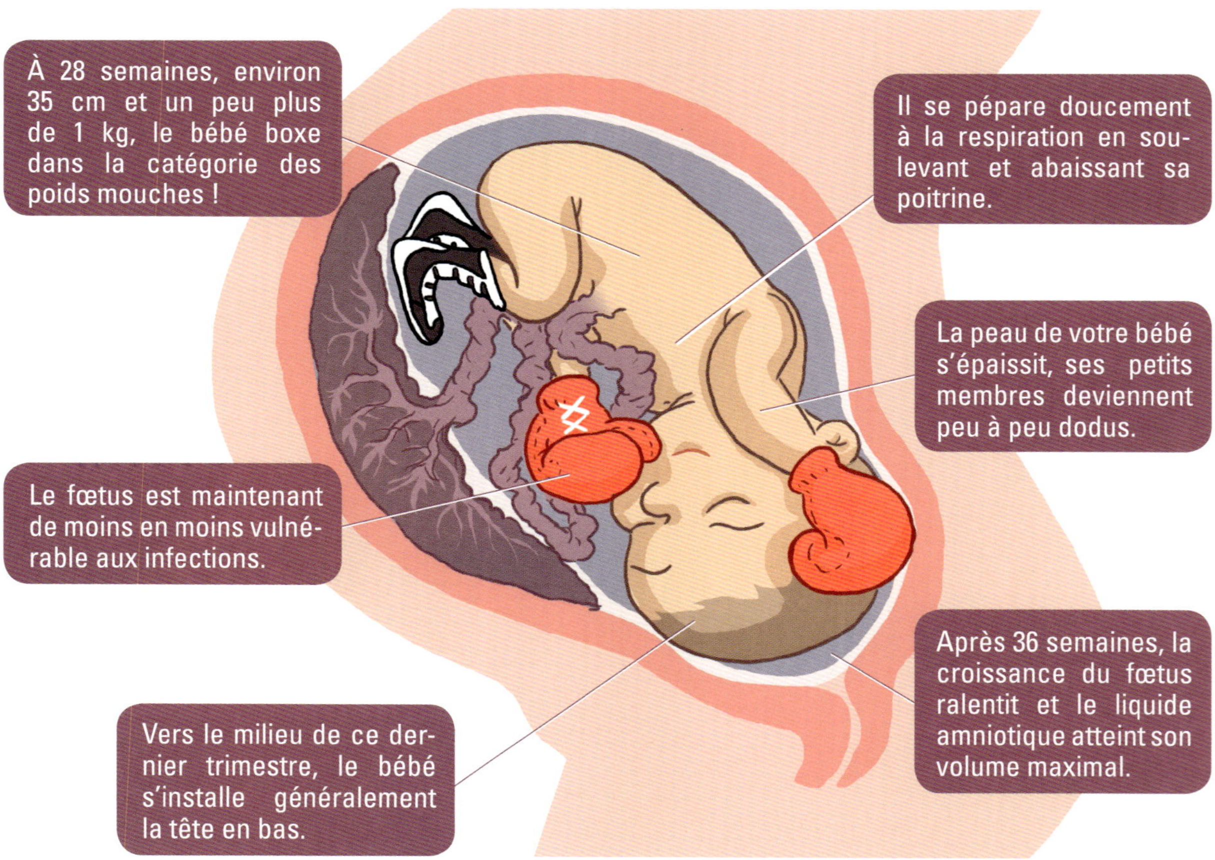

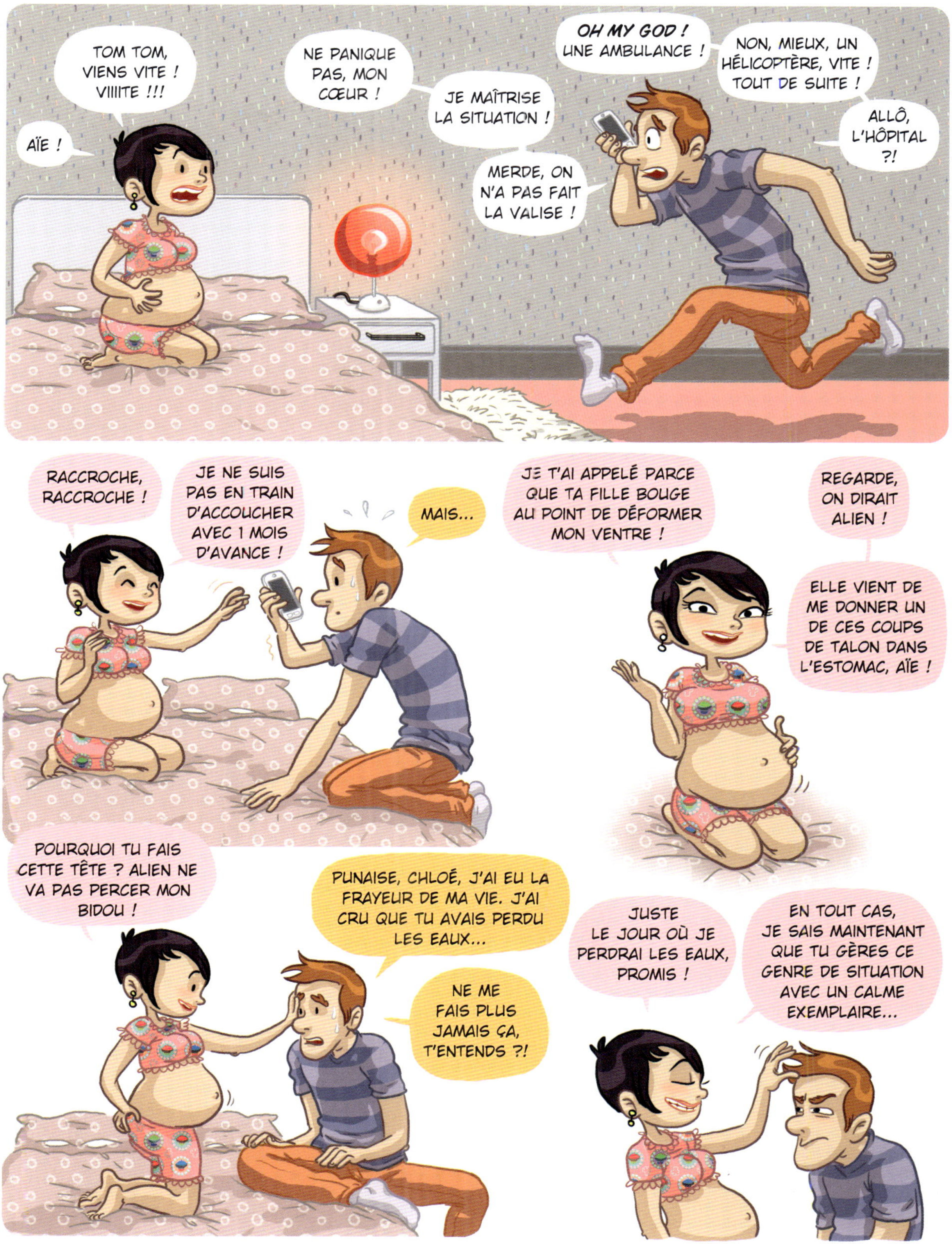
TOM TOM, VIENS VITE ! VIIIITE !!!
AÏE !
NE PANIQUE PAS, MON CŒUR !
JE MAÎTRISE LA SITUATION !
MERDE, ON N'A PAS FAIT LA VALISE !
OH MY GOD ! UNE AMBULANCE !
NON, MIEUX, UN HÉLICOPTÈRE, VITE ! TOUT DE SUITE !
ALLÔ, L'HÔPITAL ?!
RACCROCHE, RACCROCHE !
JE NE SUIS PAS EN TRAIN D'ACCOUCHER AVEC 1 MOIS D'AVANCE !
MAIS...
JE T'AI APPELÉ PARCE QUE TA FILLE BOUGE AU POINT DE DÉFORMER MON VENTRE !
REGARDE, ON DIRAIT ALIEN !
ELLE VIENT DE ME DONNER UN DE CES COUPS DE TALON DANS L'ESTOMAC, AÏE !
POURQUOI TU FAIS CETTE TÊTE ? ALIEN NE VA PAS PERCER MON BIDOU !
PUNAISE, CHLOÉ, J'AI EU LA FRAYEUR DE MA VIE. J'AI CRU QUE TU AVAIS PERDU LES EAUX...
NE ME FAIS PLUS JAMAIS ÇA, T'ENTENDS ?!
JUSTE LE JOUR OÙ JE PERDRAI LES EAUX, PROMIS !
EN TOUT CAS, JE SAIS MAINTENANT QUE TU GÈRES CE GENRE DE SITUATION AVEC UN CALME EXEMPLAIRE...

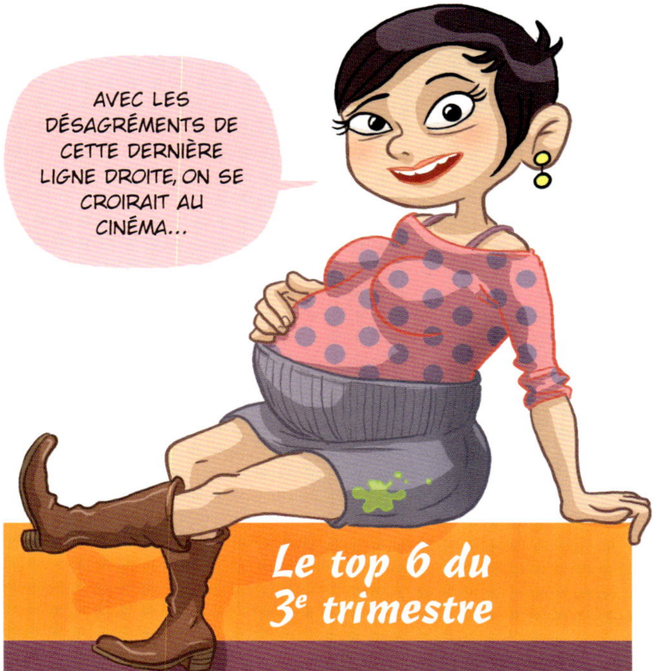
AVEC LES DÉSAGRÉMENTS DE CETTE DERNIÈRE LIGNE DROITE, ON SE CROIRAIT AU CINÉMA...

Petit conseil bienveillant

Vous n'êtes pas la première femme enceinte de votre famille. Votre maman, grand-mère, frangine, tante... Il y a certainement une femme qui saura vous donner un conseil personnel et partagera avec vous ses recettes « miracles » !

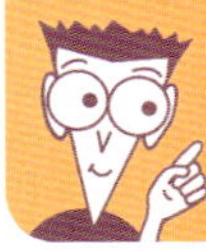

Le top 6 du 3e trimestre

- ***Insomnia***
  La fatigue est de retour. Mais les légendaires insomnies et pipis de nuit vous empêchent quand même de dormir.
- ***À bout de souffle***
  Normal, plus bébé prend de la place, moins il y en a pour vos organes et l'air que vous respirez !
- ***Titanic***
  La rétention d'eau fait que vos pieds, jambes et mains enflent. Ne vous inquiétez pas, vous n'allez pas couler !
- ***Backdraft***
  Vous connaîtrez certainement les fameuses remontées acides et brûlures d'estomac... Un régal !
- ***Very Bad Trip***
  Vérifiez les petites lignes de votre contrat de grossesse et croisez les doigts pour que vous n'ayez pas coché les cases « varices », « hémorroïdes » et « incontinence urinaire » !
- ***Fight Club***
  Nous avons déjà abordé le sujet, votre fœtus se bat au quotidien contre ses adversaires préférés : vessie, estomac, foie, reins et intestins !

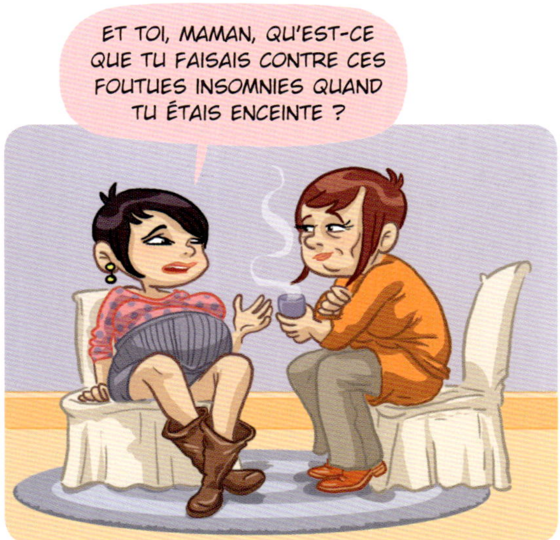
ET TOI, MAMAN, QU'EST-CE QUE TU FAISAIS CONTRE CES FOUTUES INSOMNIES QUAND TU ÉTAIS ENCEINTE ?

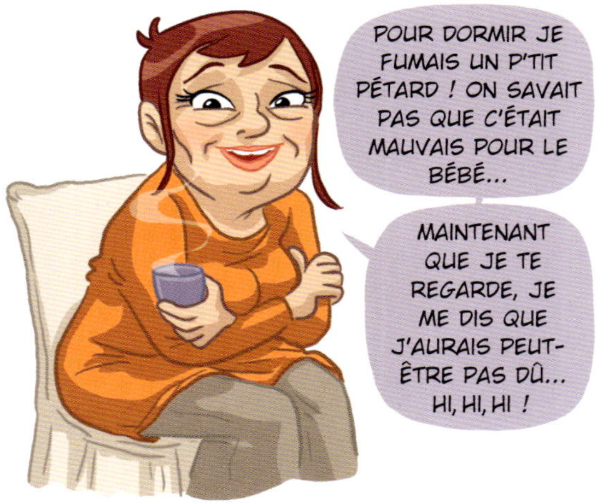
POUR DORMIR JE FUMAIS UN P'TIT PÉTARD ! ON SAVAIT PAS QUE C'ÉTAIT MAUVAIS POUR LE BÉBÉ...
MAINTENANT QUE JE TE REGARDE, JE ME DIS QUE J'AURAIS PEUT-ÊTRE PAS DÛ... HI, HI, HI !

RELAX !

Vous n'obtenez pas les bons conseils ? Consultez donc **la partie des 10** à la fin de ce livre pour plus de réponses !

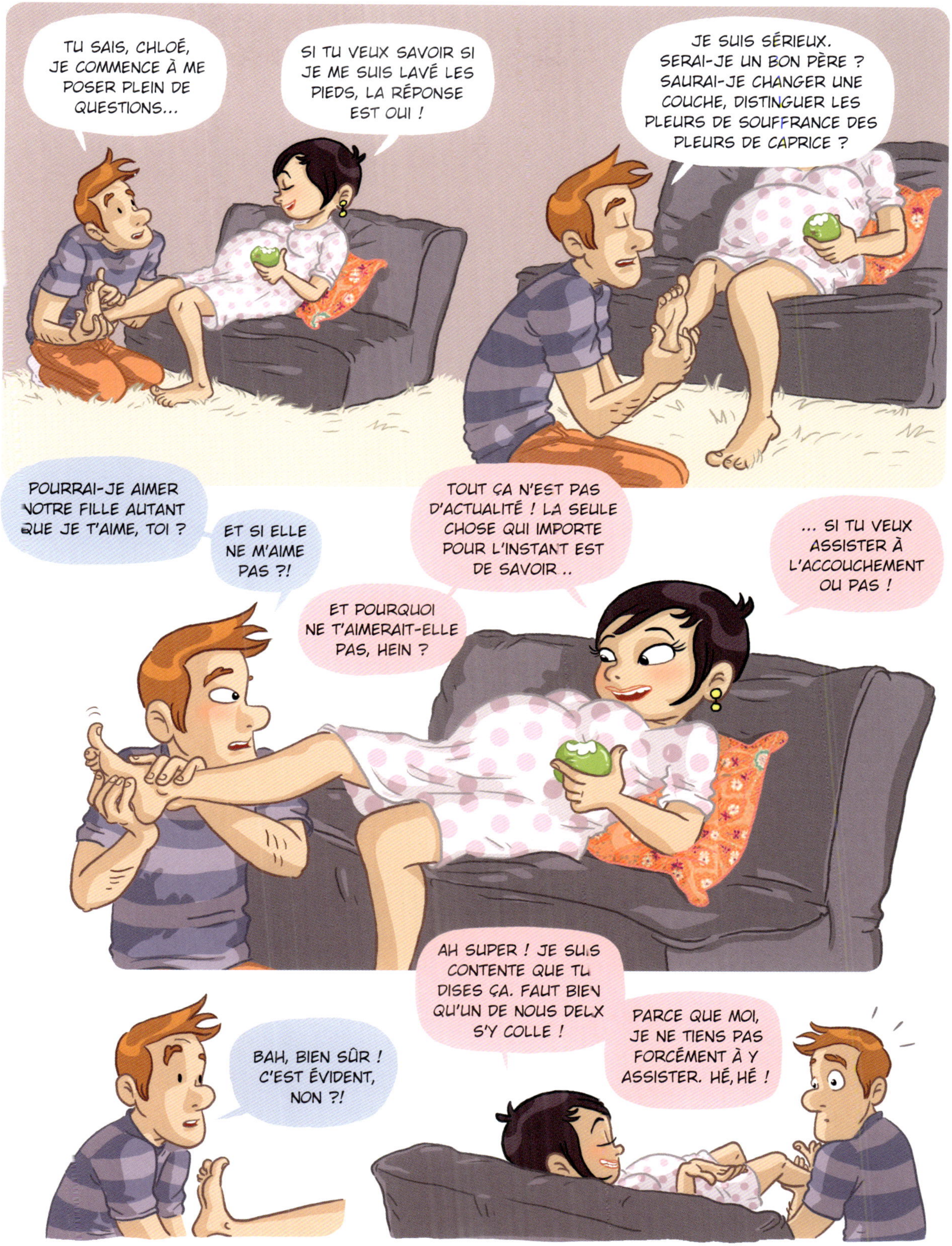
TU SAIS, CHLOÉ, JE COMMENCE À ME POSER PLEIN DE QUESTIONS...
SI TU VEUX SAVOIR SI JE ME SUIS LAVÉ LES PIEDS, LA RÉPONSE EST OUI !
JE SUIS SÉRIEUX. SERAI-JE UN BON PÈRE ? SAURAI-JE CHANGER UNE COUCHE, DISTINGUER LES PLEURS DE SOUFFRANCE DES PLEURS DE CAPRICE ?
POURRAI-JE AIMER NOTRE FILLE AUTANT QUE JE T'AIME, TOI ?
ET SI ELLE NE M'AIME PAS ?!
ET POURQUOI NE T'AIMERAIT-ELLE PAS, HEIN ?
TOUT ÇA N'EST PAS D'ACTUALITÉ ! LA SEULE CHOSE QUI IMPORTE POUR L'INSTANT EST DE SAVOIR ..
... SI TU VEUX ASSISTER À L'ACCOUCHEMENT OU PAS !
BAH, BIEN SÛR ! C'EST ÉVIDENT, NON ?!
AH SUPER ! JE SUIS CONTENTE QUE TU DISES ÇA. FAUT BIEN QU'UN DE NOUS DEUX S'Y COLLE !
PARCE QUE MOI, JE NE TIENS PAS FORCÉMENT À Y ASSISTER. HÉ, HÉ !

4

CHAPITRE

COMMUNIQUER AVEC BÉBÉ

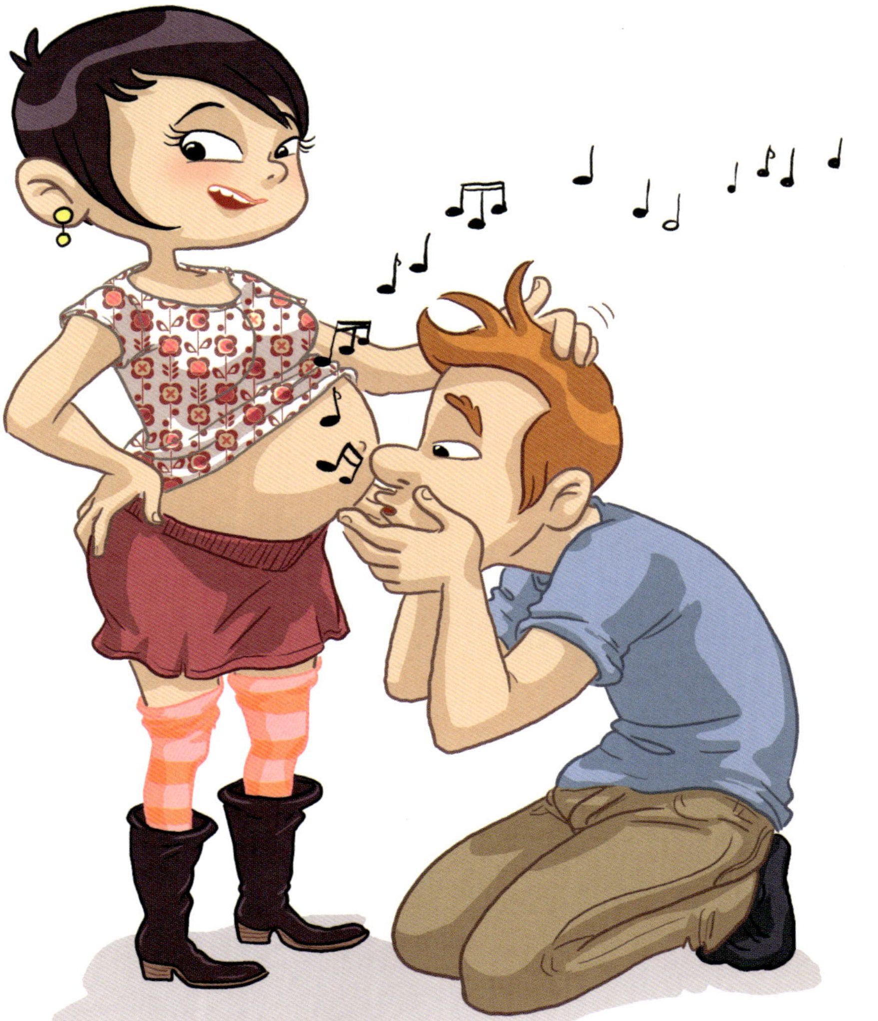

Écoute tes parents quand ils te parlent !

Les sens de votre bébé s'éveillent au fil des mois de la grossesse. Au premier trimestre déjà se développent le toucher, le goût et le sens olfactif. À 25 semaines environ, l'appareil auditif est opérationnel, le fœtus entend vos battements de cœur et votre voix. À 7 mois, ses yeux sont sensibles à la lumière. Grâce à l'éveil des sens, les échanges entre le bébé *in utero* et le monde extérieur deviennent possibles.

À RETENIR

Vers 7 mois de grossesse, vous pouvez commencer les cours de préparation à l'accouchement dont nous allons parler de façon plus détaillée un peu plus loin dans ce livre. Il y en a pour tous les goûts. La technique permettant plus explicitement de communiquer avec le fœtus s'appelle l'haptonomie. Proposée par un praticien ou une sage-femme, l'haptonomie s'exerce en couple.

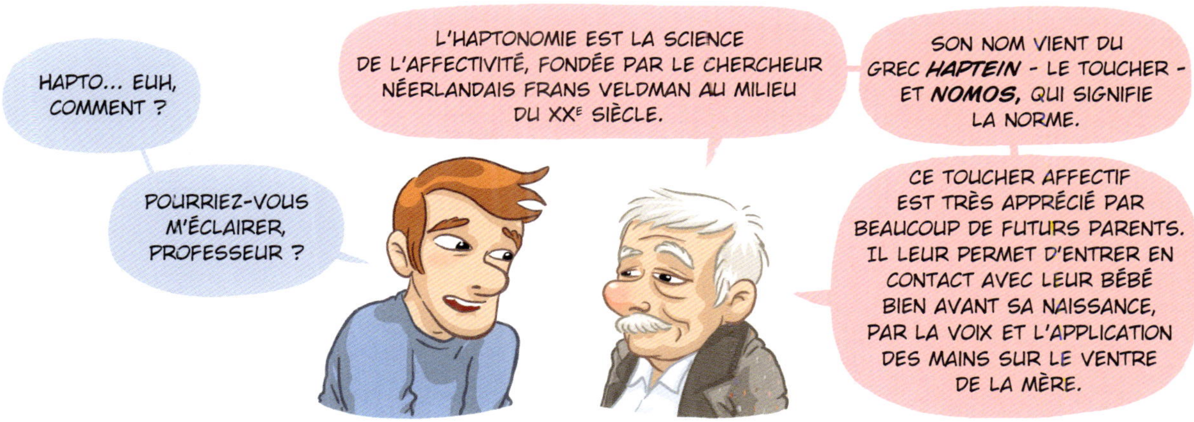
HAPTO... EUH, COMMENT ?
POURRIEZ-VOUS M'ÉCLAIRER, PROFESSEUR ?
L'HAPTONOMIE EST LA SCIENCE DE L'AFFECTIVITÉ, FONDÉE PAR LE CHERCHEUR NÉERLANDAIS FRANS VELDMAN AU MILIEU DU XXE SIÈCLE.
SON NOM VIENT DU GREC ***HAPTEIN*** - LE TOUCHER - ET ***NOMOS,*** QUI SIGNIFIE LA NORME.
CE TOUCHER AFFECTIF EST TRÈS APPRÉCIÉ PAR BEAUCOUP DE FUTURS PARENTS. IL LEUR PERMET D'ENTRER EN CONTACT AVEC LEUR BÉBÉ BIEN AVANT SA NAISSANCE, PAR LA VOIX ET L'APPLICATION DES MAINS SUR LE VENTRE DE LA MÈRE.

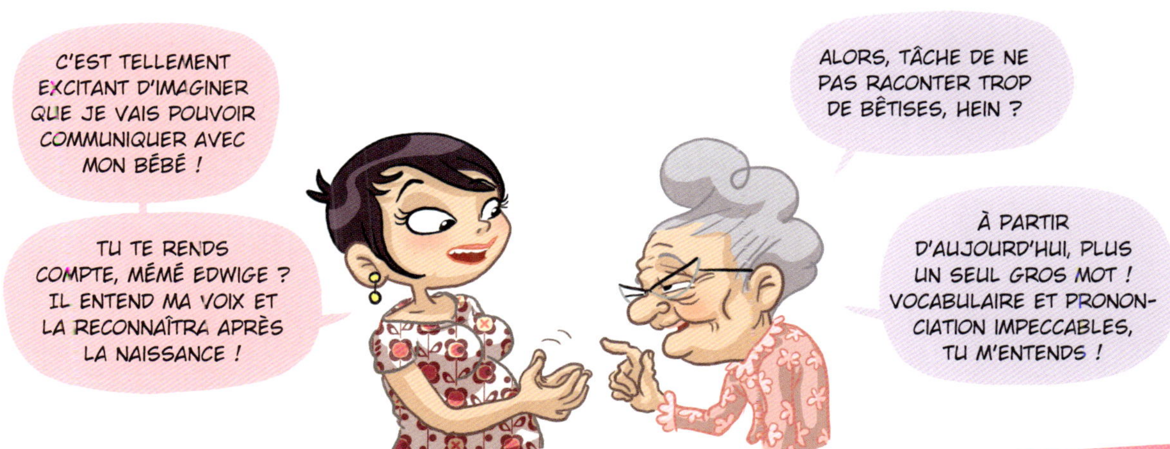
C'EST TELLEMENT EXCITANT D'IMAGINER QUE JE VAIS POUVOIR COMMUNIQUER AVEC MON BÉBÉ !
TU TE RENDS COMPTE, MÉMÉ EDWIGE ? IL ENTEND MA VOIX ET LA RECONNAÎTRA APRÈS LA NAISSANCE !
ALORS, TÂCHE DE NE PAS RACONTER TROP DE BÊTISES, HEIN ?
À PARTIR D'AUJOURD'HUI, PLUS UN SEUL GROS MOT ! VOCABULAIRE ET PRONONCIATION IMPECCABLES, TU M'ENTENDS !

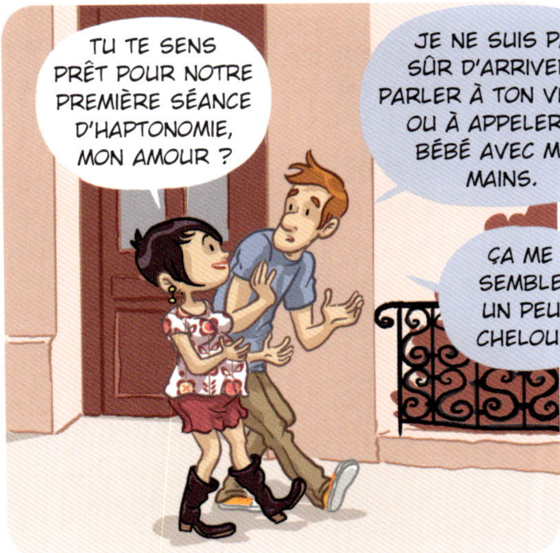
TU TE SENS PRÊT POUR NOTRE PREMIÈRE SÉANCE D'HAPTONOMIE, MON AMOUR ?
JE NE SUIS PAS SÛR D'ARRIVER À PARLER À TON VENTRE OU À APPELER LE BÉBÉ AVEC MES MAINS.
ÇA ME SEMBLE UN PEU CHELOU.

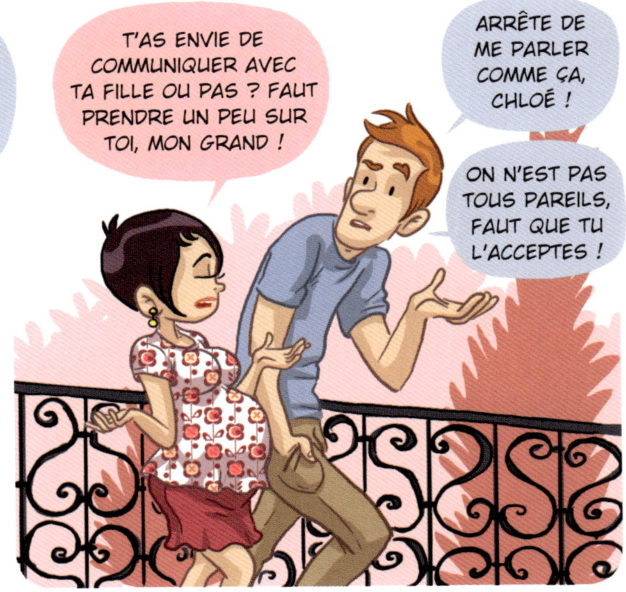
T'AS ENVIE DE COMMUNIQUER AVEC TA FILLE OU PAS ? FAUT PRENDRE UN PEU SUR TOI, MON GRAND !
ARRÊTE DE ME PARLER COMME ÇA, CHLOÉ !
ON N'EST PAS TOUS PAREILS, FAUT QUE TU L'ACCEPTES !

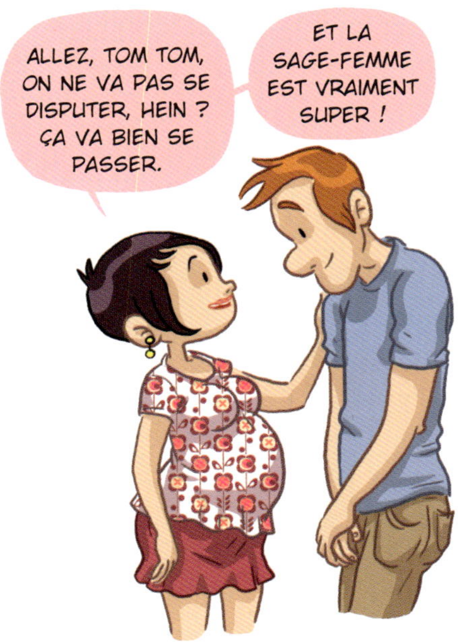
ALLEZ, TOM TOM, ON NE VA PAS SE DISPUTER, HEIN ? ÇA VA BIEN SE PASSER.
ET LA SAGE-FEMME EST VRAIMENT SUPER !

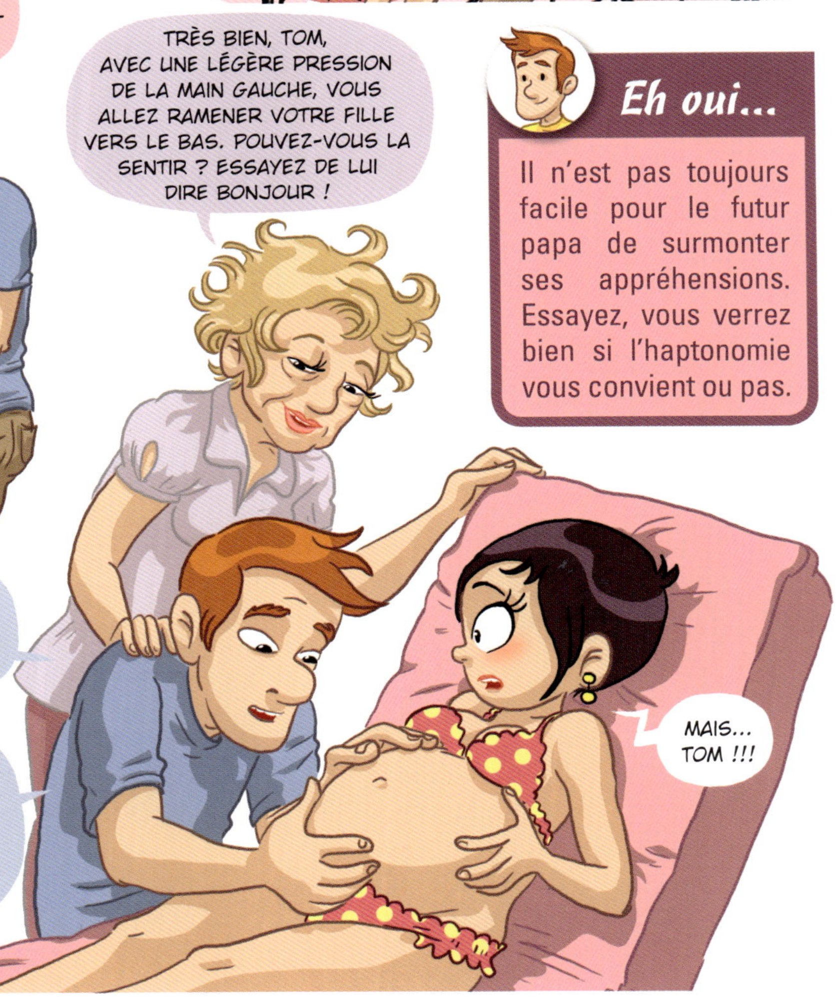
TRÈS BIEN, TOM, AVEC UNE LÉGÈRE PRESSION DE LA MAIN GAUCHE, VOUS ALLEZ RAMENER VOTRE FILLE VERS LE BAS. POUVEZ-VOUS LA SENTIR ? ESSAYEZ DE LUI DIRE BONJOUR !
EUH... (TOUSSE) SALUT MA PUCE ! C'EST PAPA. ÇA GAZE LÀ-DEDANS ?
QU'EST-CE QUE TU DIS ? AH OUI ? SANS DÉC' ! ÇA TE GONFLE L'HAPTONOMIE ? T'ES COMME TON PÈRE ALORS ! JE CROIS QUE T'AS RAISON... ON VA TROUVER AUTRE CHOSE POUR COMMUNIQUER !
MAIS... TOM !!!

Eh oui...

Il n'est pas toujours facile pour le futur papa de surmonter ses appréhensions. Essayez, vous verrez bien si l'haptonomie vous convient ou pas.

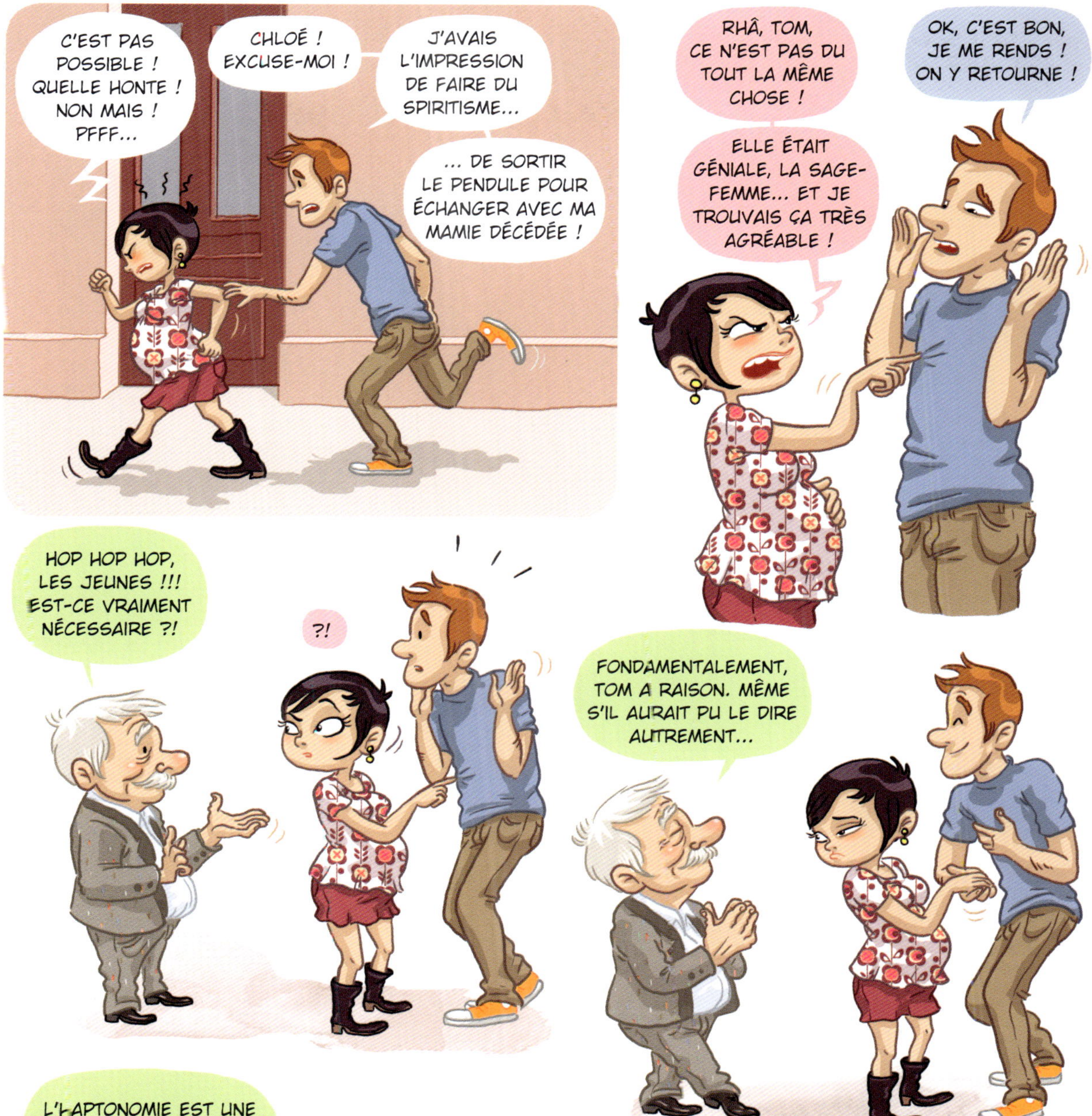
C'EST PAS POSSIBLE ! QUELLE HONTE ! NON MAIS ! PFFF...
CHLOÉ ! EXCUSE-MOI !
J'AVAIS L'IMPRESSION DE FAIRE DU SPIRITISME...
... DE SORTIR LE PENDULE POUR ÉCHANGER AVEC MA MAMIE DÉCÉDÉE !
RHÂ, TOM, CE N'EST PAS DU TOUT LA MÊME CHOSE !
ELLE ÉTAIT GÉNIALE, LA SAGE-FEMME... ET JE TROUVAIS ÇA TRÈS AGRÉABLE !
OK, C'EST BON, JE ME RENDS ! ON Y RETOURNE !
HOP HOP HOP, LES JEUNES !!! EST-CE VRAIMENT NÉCESSAIRE ?!
?!
FONDAMENTALEMENT, TOM A RAISON. MÊME S'IL AURAIT PU LE DIRE AUTREMENT...

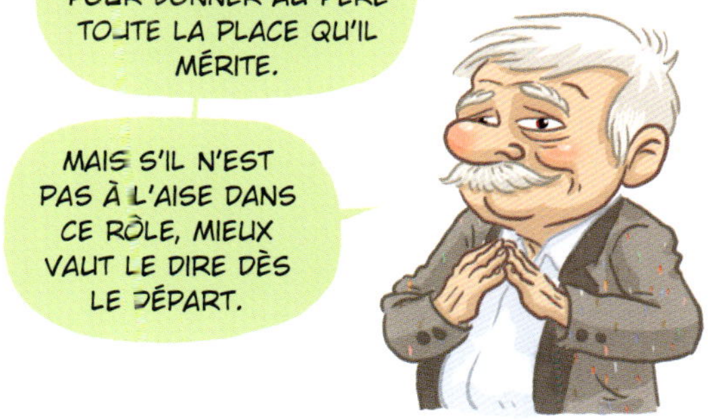
L'HAPTONOMIE EST UNE EXCELLENTE TECHNIQUE POUR DONNER AU PÈRE TOUTE LA PLACE QU'IL MÉRITE.
MAIS S'IL N'EST PAS À L'AISE DANS CE RÔLE, MIEUX VAUT LE DIRE DÈS LE DÉPART.

À RETENIR

Il existe bien des manières pour communiquer avec votre futur bébé, avec ou sans praticien.
N'hésitez pas à en essayer plusieurs pour trouver celle qui convient le mieux à votre couple. Écoutez-vous, faites confiance à votre ressenti et à votre bon sens !

Aidez Tom à communiquer avec son bébé ! Quel chemin lui faudra-t-il suivre pour arriver à bon port ?

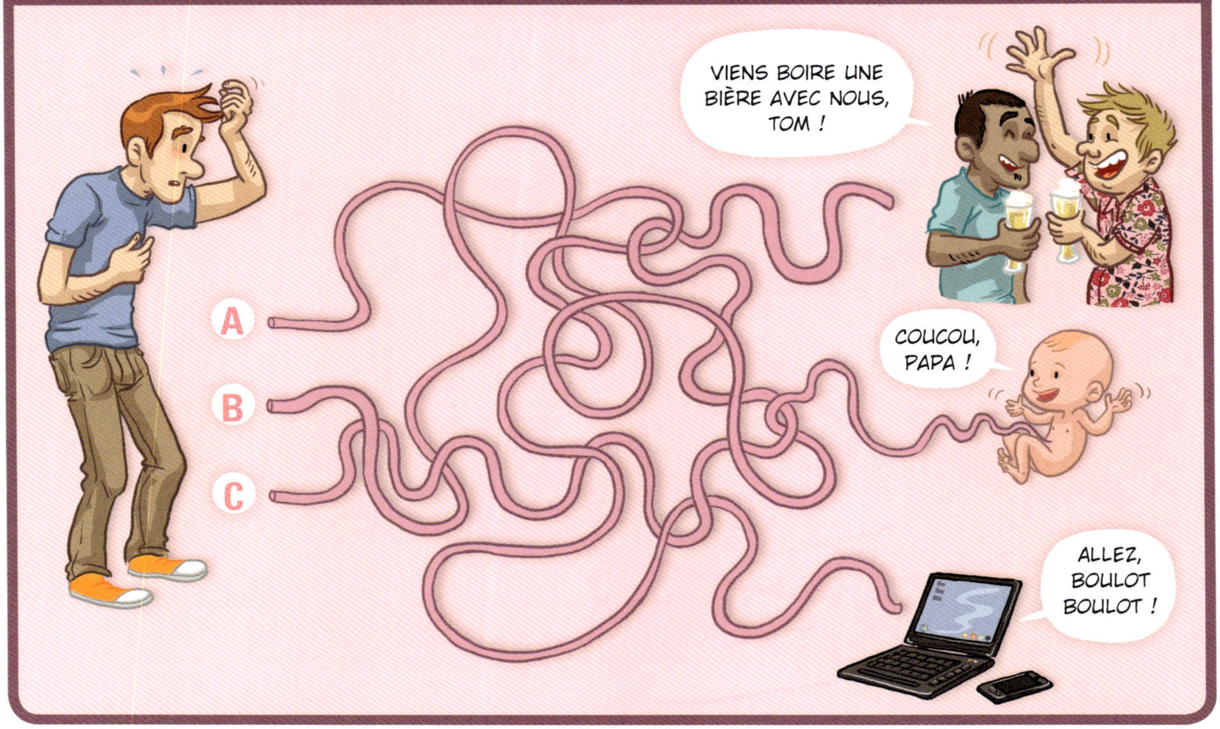

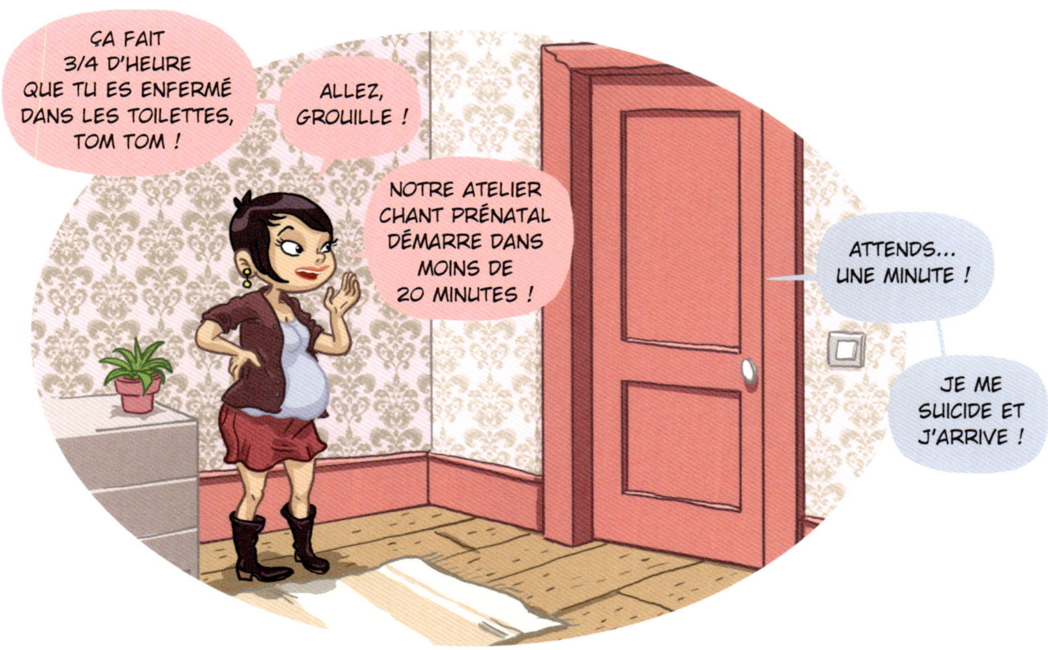

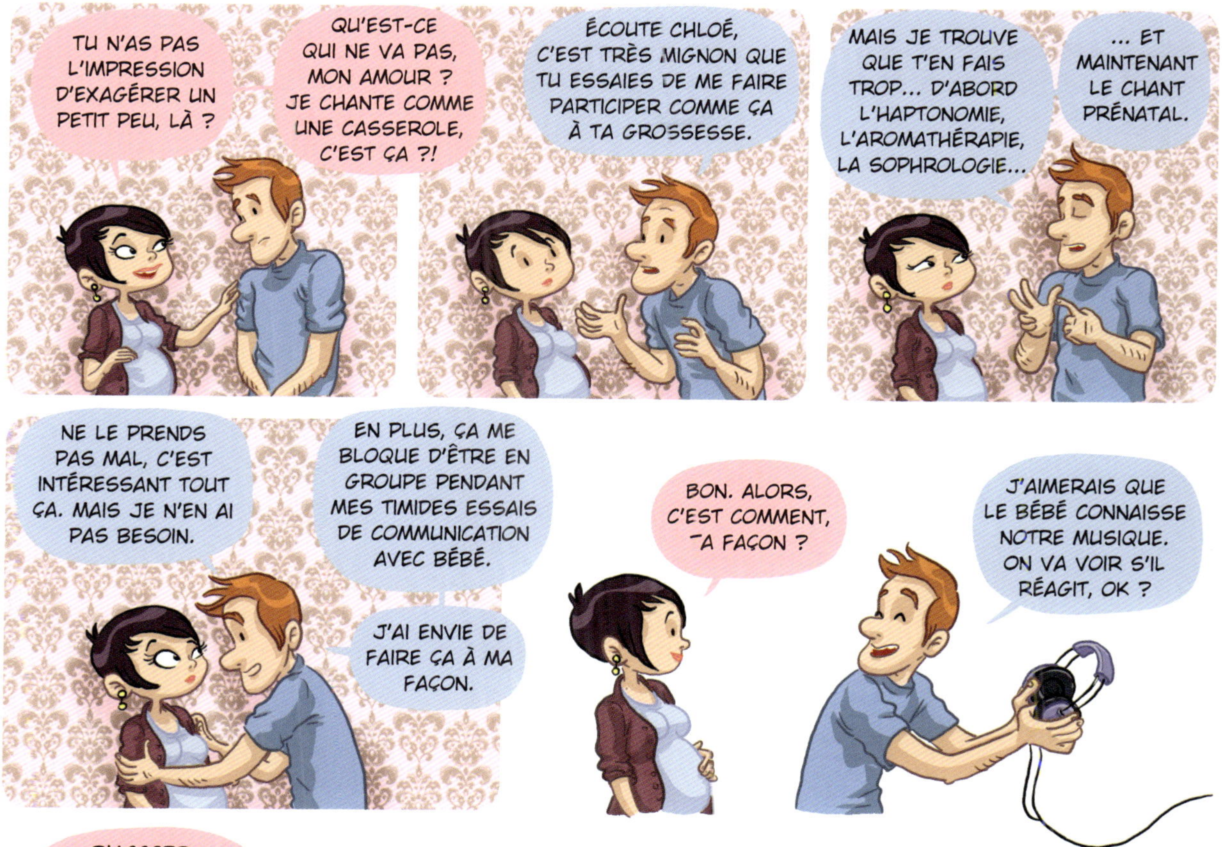
TU N'AS PAS L'IMPRESSION D'EXAGÉRER UN PETIT PEU, LÀ ?
QU'EST-CE QUI NE VA PAS, MON AMOUR ? JE CHANTE COMME UNE CASSEROLE, C'EST ÇA ?!
ÉCOUTE CHLOÉ, C'EST TRÈS MIGNON QUE TU ESSAIES DE ME FAIRE PARTICIPER COMME ÇA À TA GROSSESSE.
MAIS JE TROUVE QUE T'EN FAIS TROP... D'ABORD L'HAPTONOMIE, L'AROMATHÉRAPIE, LA SOPHROLOGIE...
... ET MAINTENANT LE CHANT PRÉNATAL.
NE LE PRENDS PAS MAL, C'EST INTÉRESSANT TOUT ÇA. MAIS JE N'EN AI PAS BESOIN.
EN PLUS, ÇA ME BLOQUE D'ÊTRE EN GROUPE PENDANT MES TIMIDES ESSAIS DE COMMUNICATION AVEC BÉBÉ.
J'AI ENVIE DE FAIRE ÇA À MA FAÇON.
BON. ALORS, C'EST COMMENT, TA FAÇON ?
J'AIMERAIS QUE LE BÉBÉ CONNAISSE NOTRE MUSIQUE. ON VA VOIR S'IL RÉAGIT, OK ?

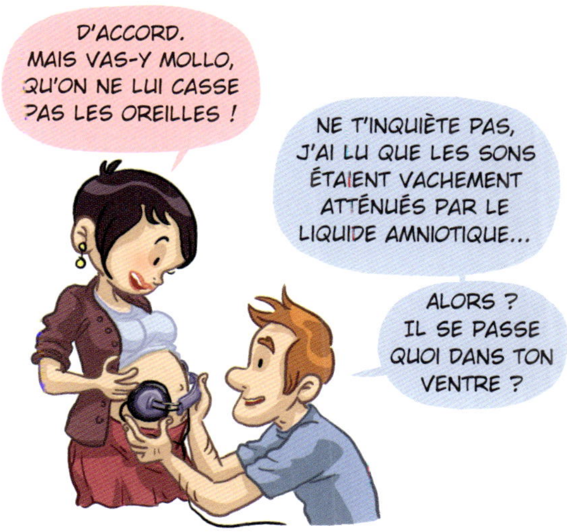
D'ACCORD. MAIS VAS-Y MOLLO, QU'ON NE LUI CASSE PAS LES OREILLES !
NE T'INQUIÈTE PAS, J'AI LU QUE LES SONS ÉTAIENT VACHEMENT ATTÉNUÉS PAR LE LIQUIDE AMNIOTIQUE...
ALORS ? IL SE PASSE QUOI DANS TON VENTRE ?

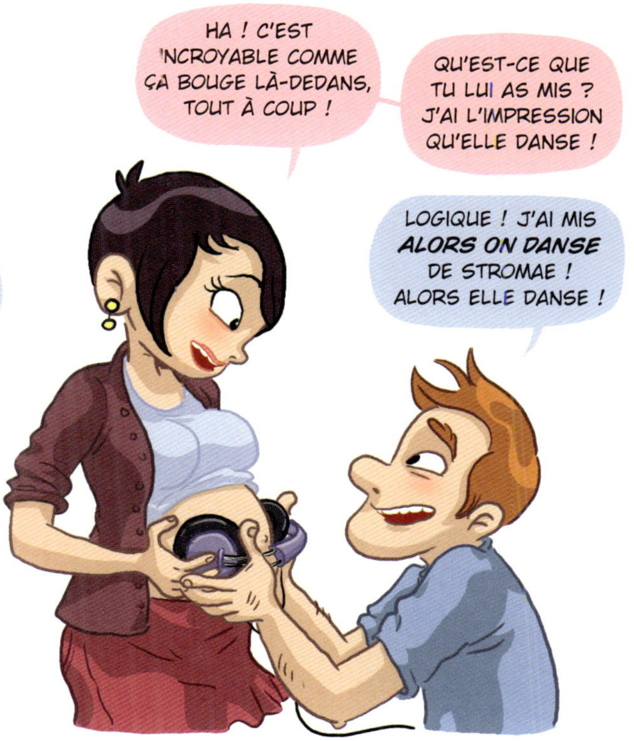
HA ! C'EST INCROYABLE COMME ÇA BOUGE LÀ-DEDANS, TOUT À COUP !
QU'EST-CE QUE TU LUI AS MIS ? J'AI L'IMPRESSION QU'ELLE DANSE !
LOGIQUE ! J'AI MIS ***ALORS ON DANSE*** DE STROMAE ! ALORS ELLE DANSE !

Les basses fréquences et les rythmes traversent mieux la paroi abdominale de la mère que les sons aigus. La stimulation musicale *in utero* serait bénéfique pour le développement du cerveau de bébé. Chantez donc !

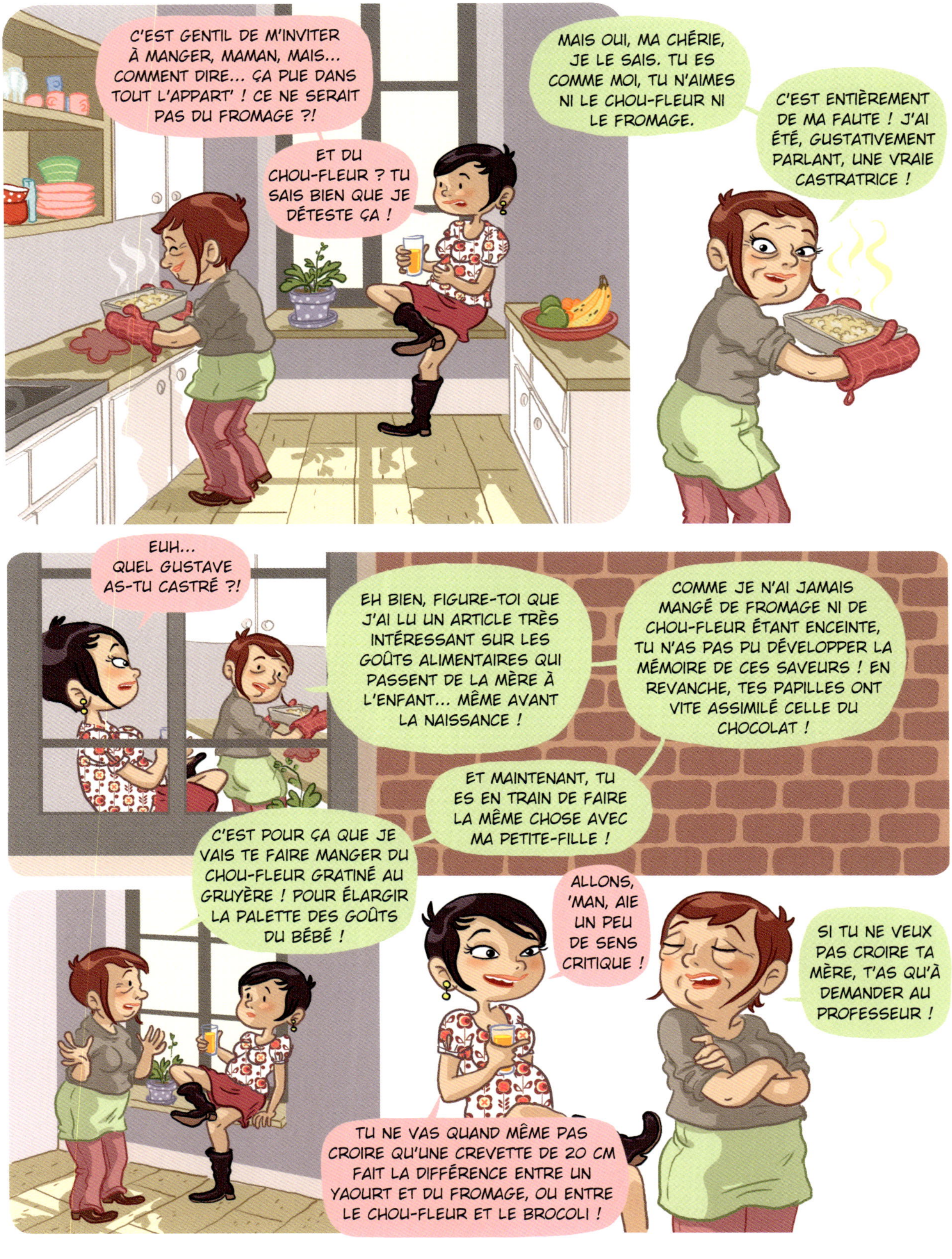
C'EST GENTIL DE M'INVITER À MANGER, MAMAN, MAIS... COMMENT DIRE... ÇA PUE DANS TOUT L'APPART' ! CE NE SERAIT PAS DU FROMAGE ?!
ET DU CHOU-FLEUR ? TU SAIS BIEN QUE JE DÉTESTE ÇA !
MAIS OUI, MA CHÉRIE, JE LE SAIS. TU ES COMME MOI, TU N'AIMES NI LE CHOU-FLEUR NI LE FROMAGE.
C'EST ENTIÈREMENT DE MA FAUTE ! J'AI ÉTÉ, GUSTATIVEMENT PARLANT, UNE VRAIE CASTRATRICE !
EUH... QUEL GUSTAVE AS-TU CASTRÉ ?!
EH BIEN, FIGURE-TOI QUE J'AI LU UN ARTICLE TRÈS INTÉRESSANT SUR LES GOÛTS ALIMENTAIRES QUI PASSENT DE LA MÈRE À L'ENFANT... MÊME AVANT LA NAISSANCE !
COMME JE N'AI JAMAIS MANGÉ DE FROMAGE NI DE CHOU-FLEUR ÉTANT ENCEINTE, TU N'AS PAS PU DÉVELOPPER LA MÉMOIRE DE CES SAVEURS ! EN REVANCHE, TES PAPILLES ONT VITE ASSIMILÉ CELLE DU CHOCOLAT !
ET MAINTENANT, TU ES EN TRAIN DE FAIRE LA MÊME CHOSE AVEC MA PETITE-FILLE !
C'EST POUR ÇA QUE JE VAIS TE FAIRE MANGER DU CHOU-FLEUR GRATINÉ AU GRUYÈRE ! POUR ÉLARGIR LA PALETTE DES GOÛTS DU BÉBÉ !
ALLONS, 'MAN, AIE UN PEU DE SENS CRITIQUE !
TU NE VAS QUAND MÊME PAS CROIRE QU'UNE CREVETTE DE 20 CM FAIT LA DIFFÉRENCE ENTRE UN YAOURT ET DU FROMAGE, OU ENTRE LE CHOU-FLEUR ET LE BROCOLI !
SI TU NE VEUX PAS CROIRE TA MÈRE, T'AS QU'À DEMANDER AU PROFESSEUR !

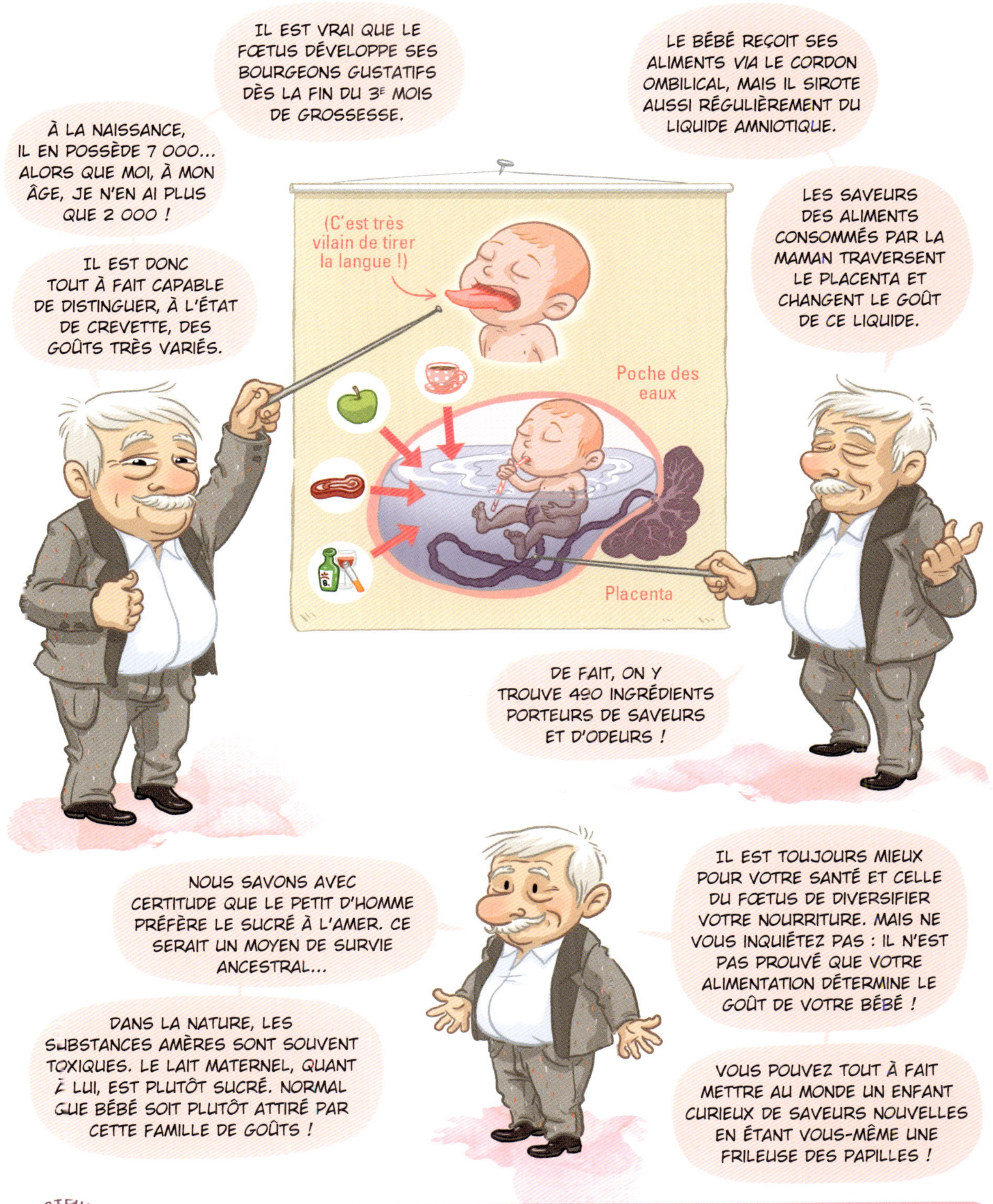

ALLÔ, DOCTEUR ?

Les toxines telles que l'alcool, la nicotine et certains médicaments sont aussi communiquées au liquide amniotique, et donc au bébé. Votre médecin vous aidera à arrêter toute substance nocive, si possible plusieurs mois avant la grossesse.

5

CHAPITRE

CÔTÉ VESTIMENTAIRE

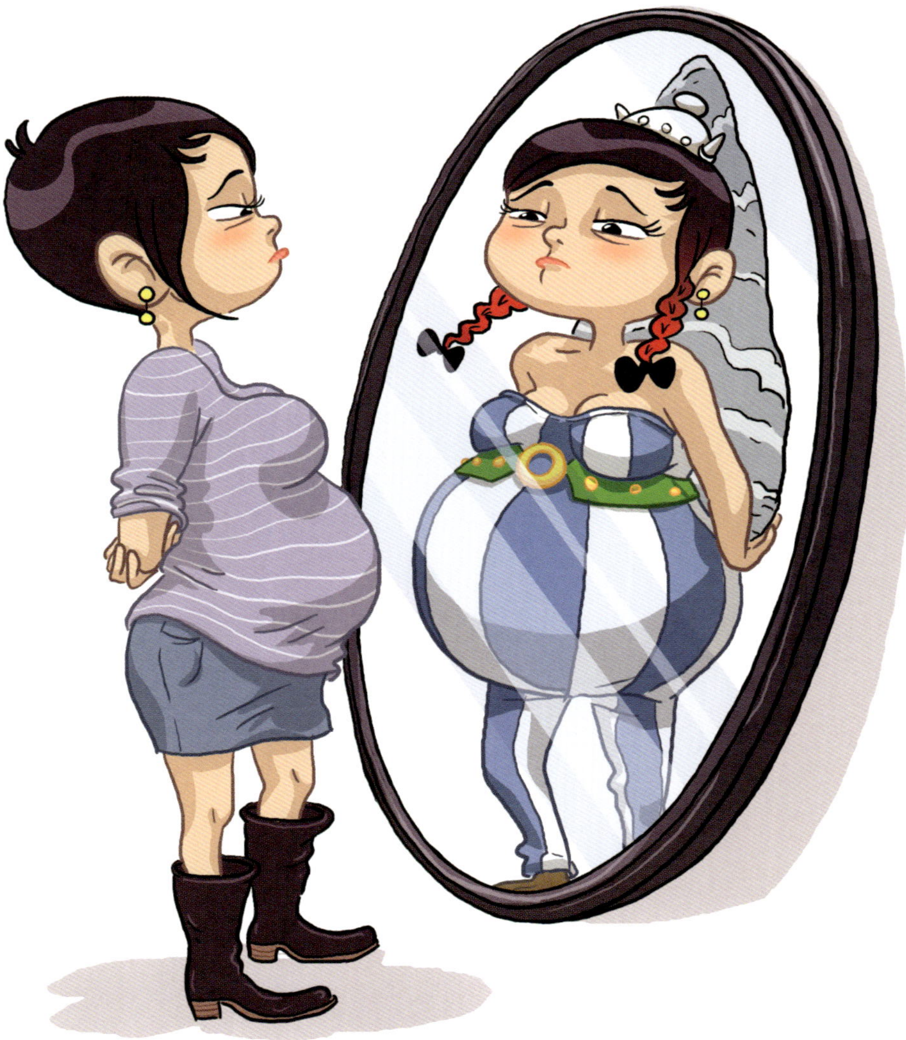

Enceinte et bien habillée... mission impossible ?

Un vieux proverbe tibétain (ou kazakh ? Sioux ? Je ne sais plus !)... bref, un vieux proverbe dit qu'un bébé, même pas encore né, doit être sapé comme un roi. Comme on ne peut que très difficilement habiller un bébé qui patauge dans de la flotte (à moins de le concevoir directement avec un maillot de bain), il faut se contenter de vêtir la partie visible de l'iceberg : le ventre ! Et le ventre, eh bien il pousse. Au plus tard au 5e mois (pour une 2e grossesse ce sera bien avant), votre dressing demande à être sérieusement réorganisé, voire réapprovisionné !

De nos jours, les femmes enceintes ont l'embarras du choix, les vêtements de grossesse n'étant plus réservés aux plus aisées ou aux douées de la couture, mais à la portée de toutes. Il y en a à tous les prix et pour tous les goûts.

RELAX !

Si vous vous sentez mieux dans des vêtements amples aux tissus doux et confortables que dans des fringues à la mode mettant en valeur vos nouvelles formes, ne vous prenez pas le chou ! N'oubliez pas que votre bien-être et celui du bébé sont plus importants que le tralala du *catwalk* !

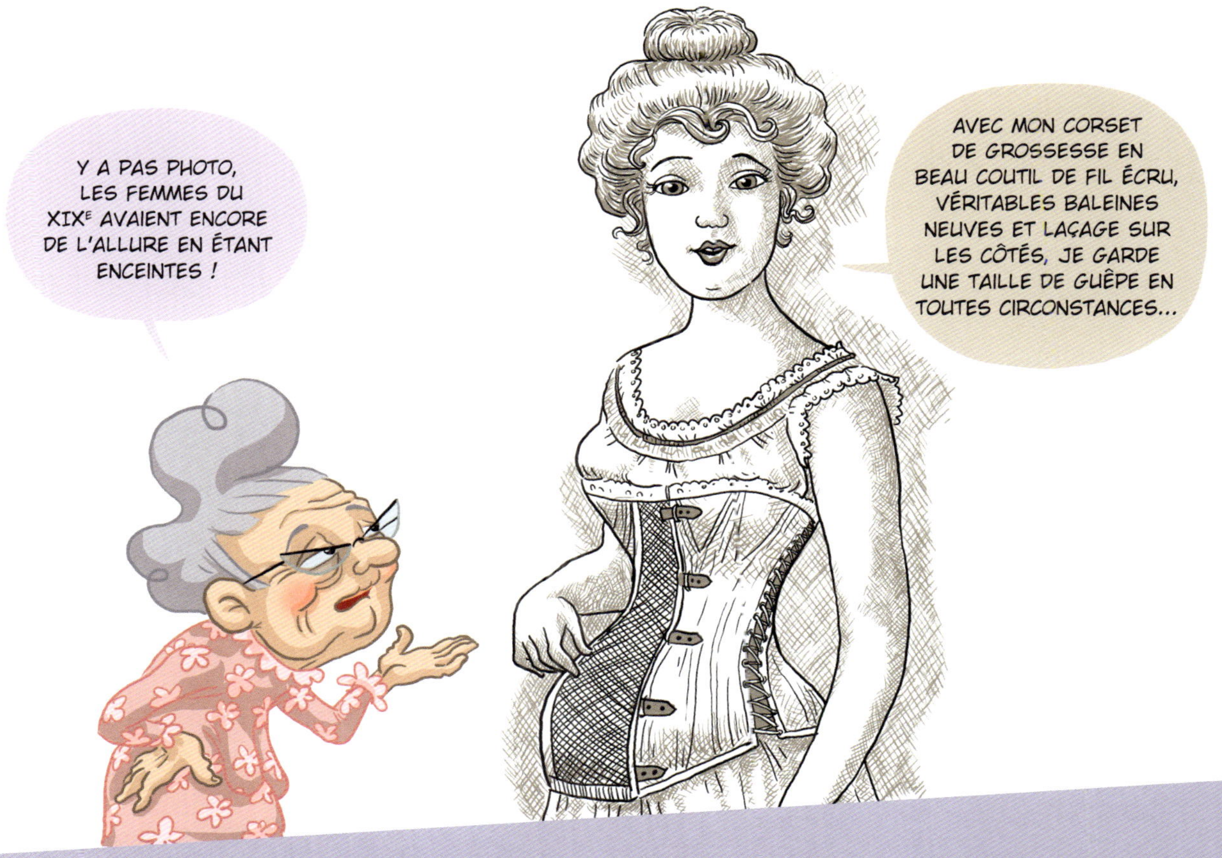
Y A PAS PHOTO, LES FEMMES DU XIXE AVAIENT ENCORE DE L'ALLURE EN ÉTANT ENCEINTES !
AVEC MON CORSET DE GROSSESSE EN BEAU COUTIL DE FIL ÉCRU, VÉRITABLES BALEINES NEUVES ET LAÇAGE SUR LES CÔTÉS, JE GARDE UNE TAILLE DE GUÊPE EN TOUTES CIRCONSTANCES...

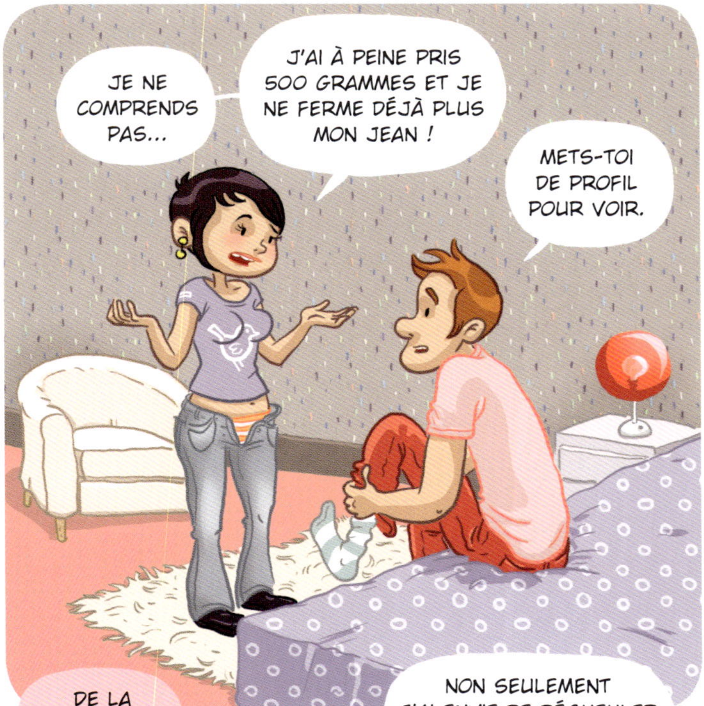
JE NE COMPRENDS PAS…
J'AI À PEINE PRIS 500 GRAMMES ET JE NE FERME DÉJÀ PLUS MON JEAN !
METS-TOI DE PROFIL POUR VOIR.

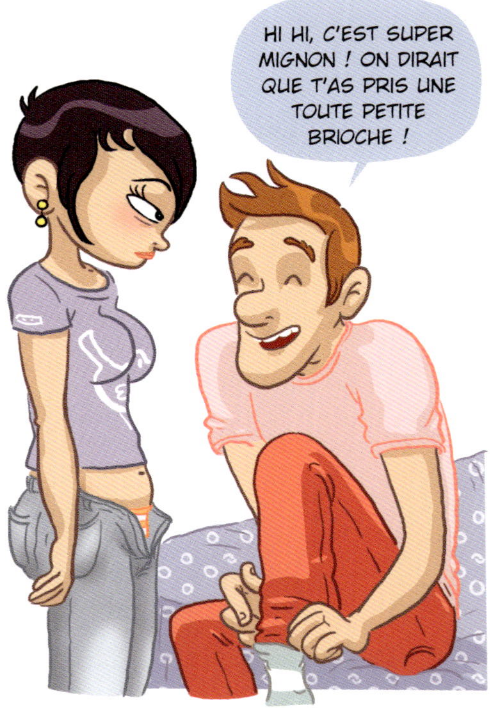
HI HI, C'EST SUPER MIGNON ! ON DIRAIT QUE T'AS PRIS UNE TOUTE PETITE BRIOCHE !

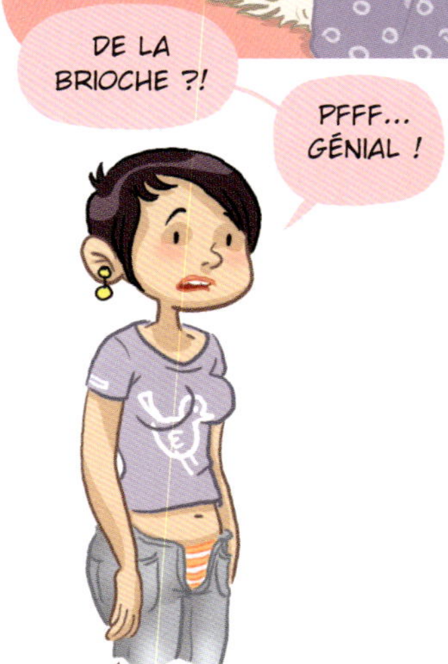
DE LA BRIOCHE ?!
PFFF… GÉNIAL !

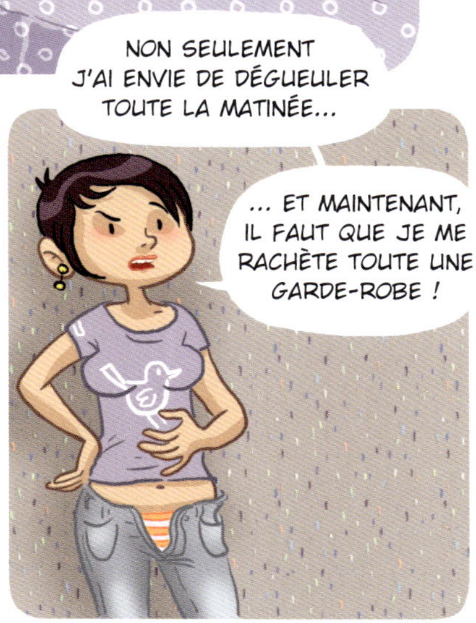
NON SEULEMENT J'AI ENVIE DE DÉGUEULER TOUTE LA MATINÉE…
… ET MAINTENANT, IL FAUT QUE JE ME RACHÈTE TOUTE UNE GARDE-ROBE !

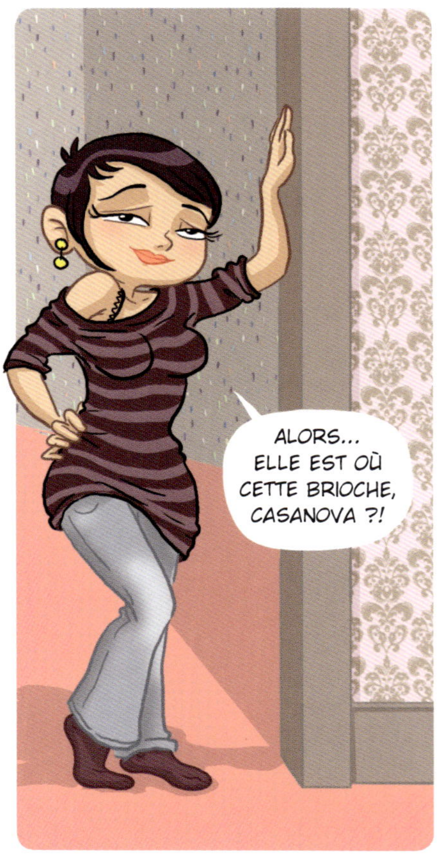
ALORS… ELLE EST OÙ CETTE BRIOCHE, CASANOVA ?!

ASTUCE

Minute, papillon ! Pas si vite !

Ne vous précipitez pas dans la boutique la plus proche pour dévaliser le rayon maternité dès les premières semaines de la grossesse ! Le système D fonctionne très bien, du moins au début ! Avec un simple élastique, fixé entre le passant de la ceinture et le bouton, votre jean préféré reste dans la course. Avec un haut assez long pour camoufler la fermeture, vous serez au top !

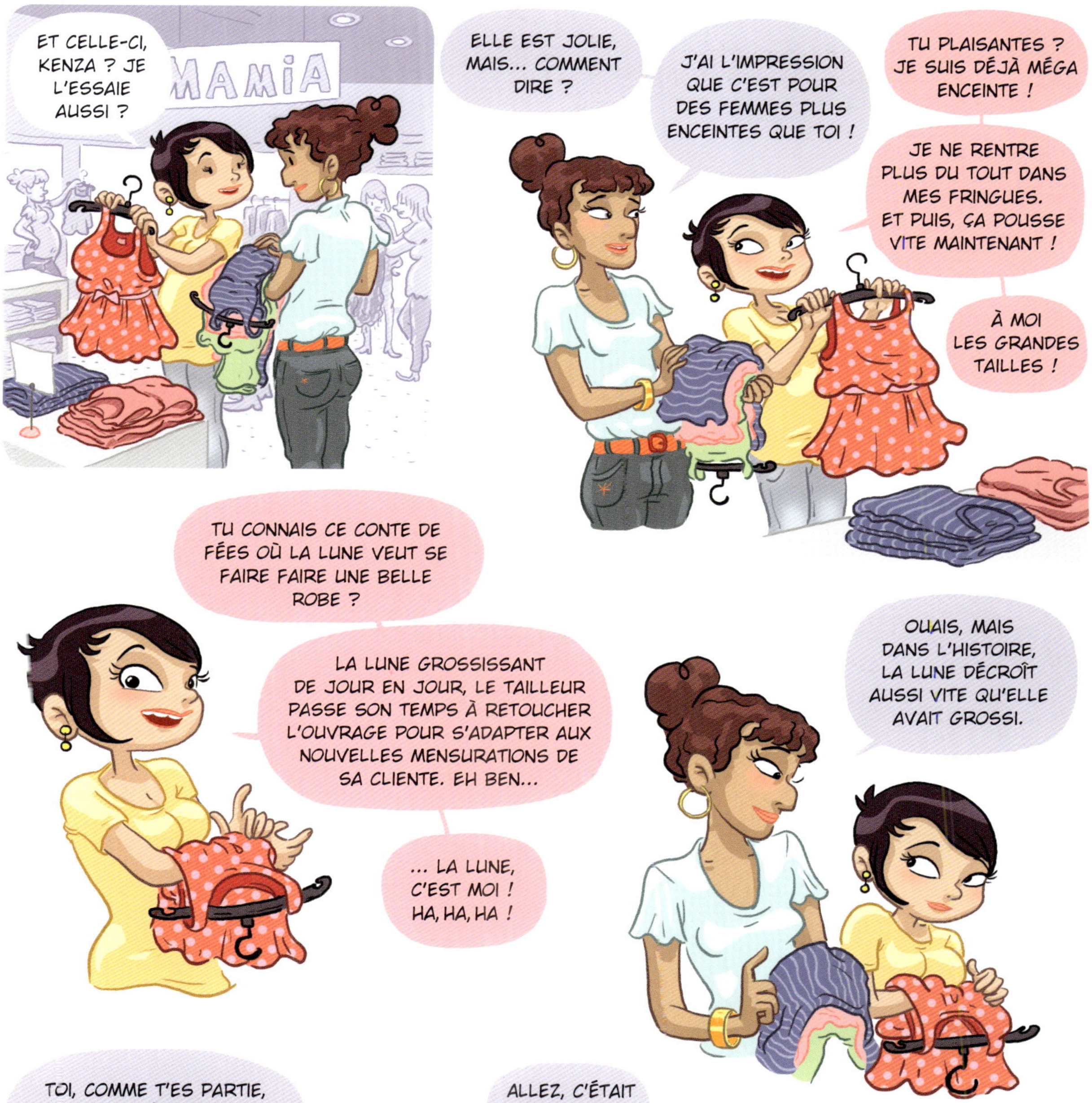
ET CELLE-CI, KENZA ? JE L'ESSAIE AUSSI ?
MAMIA
ELLE EST JOLIE, MAIS... COMMENT DIRE ?
J'AI L'IMPRESSION QUE C'EST POUR DES FEMMES PLUS ENCEINTES QUE TOI !
TU PLAISANTES ? JE SUIS DÉJÀ MÉGA ENCEINTE !
JE NE RENTRE PLUS DU TOUT DANS MES FRINGUES. ET PUIS, ÇA POUSSE VITE MAINTENANT !
À MOI LES GRANDES TAILLES !
TU CONNAIS CE CONTE DE FÉES OÙ LA LUNE VEUT SE FAIRE FAIRE UNE BELLE ROBE ?
LA LUNE GROSSISSANT DE JOUR EN JOUR, LE TAILLEUR PASSE SON TEMPS À RETOUCHER L'OUVRAGE POUR S'ADAPTER AUX NOUVELLES MENSURATIONS DE SA CLIENTE. EH BEN...
... LA LUNE, C'EST MOI ! HA, HA, HA !
OUAIS, MAIS DANS L'HISTOIRE, LA LUNE DÉCROÎT AUSSI VITE QU'ELLE AVAIT GROSSI.

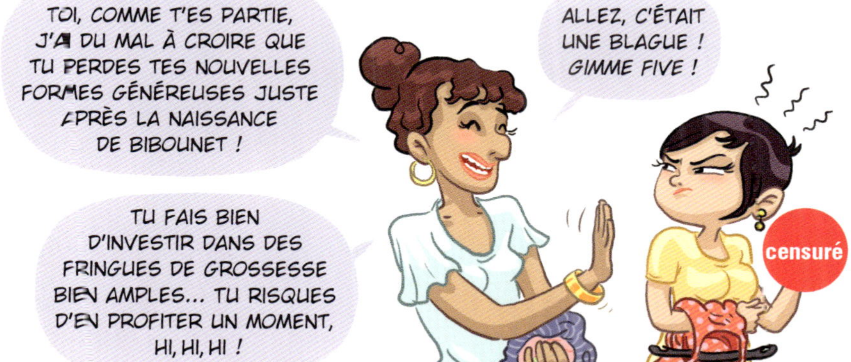
TOI, COMME T'ES PARTIE, J'AI DU MAL À CROIRE QUE TU PERDES TES NOUVELLES FORMES GÉNÉREUSES JUSTE APRÈS LA NAISSANCE DE BIBOUNET !
TU FAIS BIEN D'INVESTIR DANS DES FRINGUES DE GROSSESSE BIEN AMPLES... TU RISQUES D'EN PROFITER UN MOMENT, HI, HI, HI !
ALLEZ, C'ÉTAIT UNE BLAGUE ! GIMME FIVE !
censuré

RELAX !

Préparez-vous aux réflexions « bienveillantes » de vos proches quant à votre prise de poids et vos nouvelles tenues ! L'humour reste encore la meilleure défense !

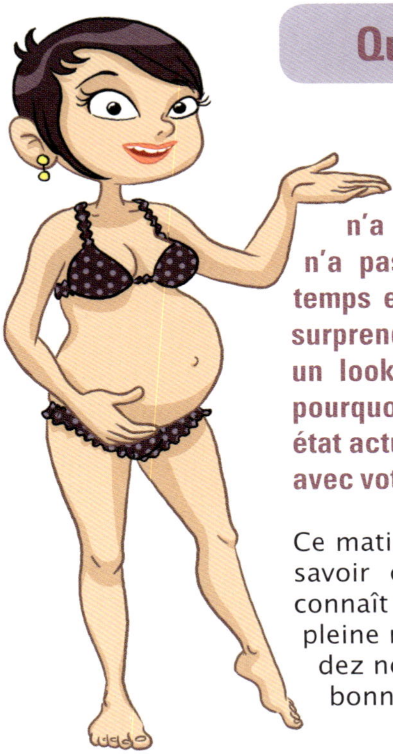

Quel est mon look de femme enceinte ?!

Nous sommes bien d'accord : une femme n'a pas un seul look. Qui n'a pas envie de changer de temps en temps ? Ou même de surprendre son entourage avec un look inattendu ? D'ailleurs, pourquoi ne pas profiter de votre état actuel pour jouer davantage avec votre apparence physique ?

Ce matin, Chloé s'est levée sans savoir comment s'habiller. On connaît toutes ça, l'armoire est pleine mais la tête est vide ! Aidez notre héroïne à trouver les bonnes sapes !

Avez-vous envie de bousiller quatre pages de votre joli livre ? Découpez donc le personnage en slip et soutif et tous les looks (en gardant les petites languettes !) pour jouer à habiller Chloé !

Classico-élégant

Matières nobles et couleurs sombres, mariage de coupes fluides cachant les rondeurs et de coupes moulantes valorisant vos parties les plus fines.

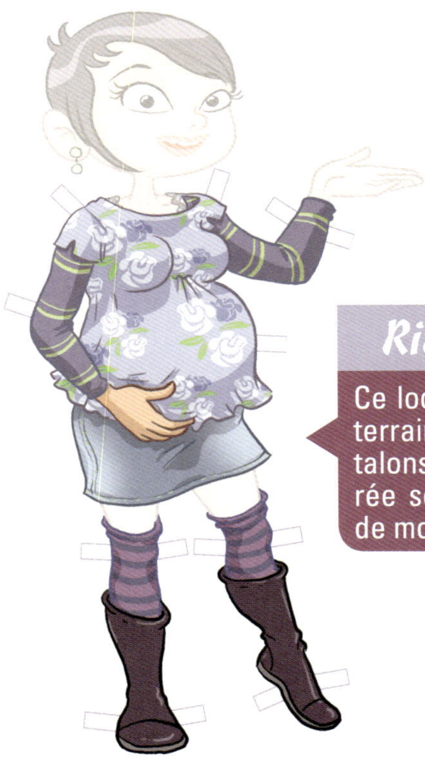

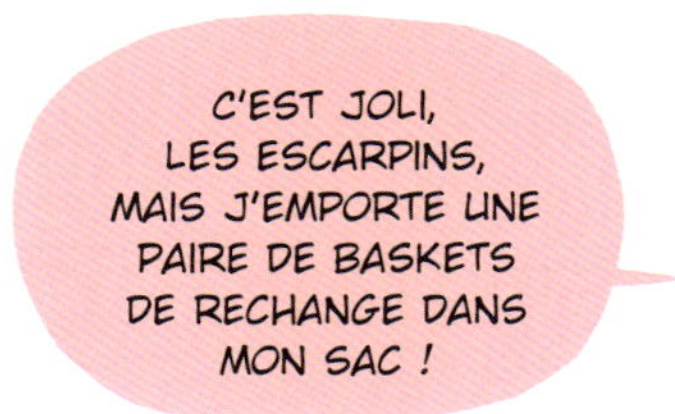
C'EST JOLI, LES ESCARPINS, MAIS J'EMPORTE UNE PAIRE DE BASKETS DE RECHANGE DANS MON SAC !

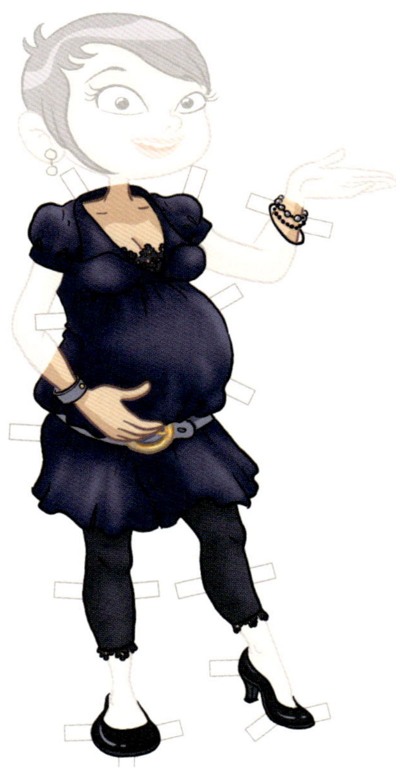

Rigolo décontracté

Ce look vous permet d'être tout-terrain : *overknees* et bottes sans talons, mini jupe, tunique resserrée sous la poitrine et petit mix de motifs. Confortable et stylé !

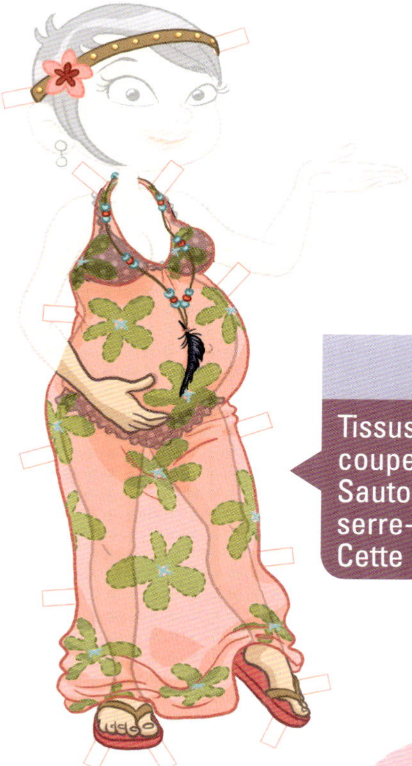

Happy Hippie

Tissus fleuris et transparents, coupes amples jusqu'aux pieds. Sautoirs avec perles et plumes, serre-têtes à fleurs et tongs... Cette tenue est plutôt estivale !

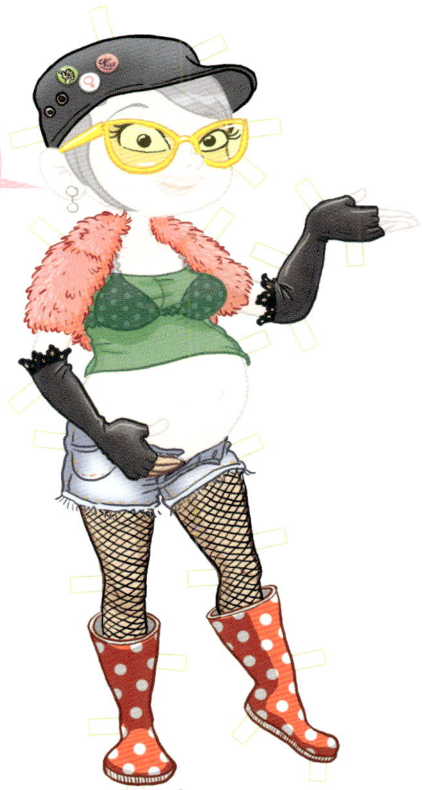
Y A QUAND MÊME DES NANAS QUI NE DEVRAIENT PAS S'HABILLER TOUTES SEULES ! ... ENFIN, J'DIS ÇA, J'DIS RIEN, HEIN ?!

N'importe nawak !

Pour celles qui aiment vraiment surprendre, le ménage à trois entre fausse fourrure, bottes en caoutchouc et lunettes de soleil XXL s'impose quasiment !!!

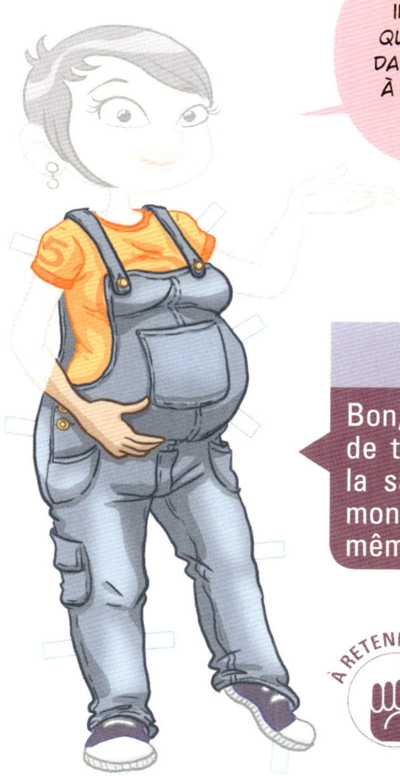
BAH LÀ, IL NE ME MANQUE PLUS QUE LA CANETTE DE BIÈRE DANS UNE MAIN ET LA CLEF À MOLETTE DANS L'AUTRE POUR COMPLÉTER LA PANOPLIE !

Sac à patates

Bon, avouons que c'est difficile de trouver du positif à dire sur la salopette. Elle fait une ligne monstrueuse et un cul d'éléphant même à la baleine la plus fine !

À RETENIR

Si nous avons un seul et unique conseil à vous donner au niveau vestimentaire, à part celui de toujours veiller à votre confort, c'est : **évitez la salopette !**

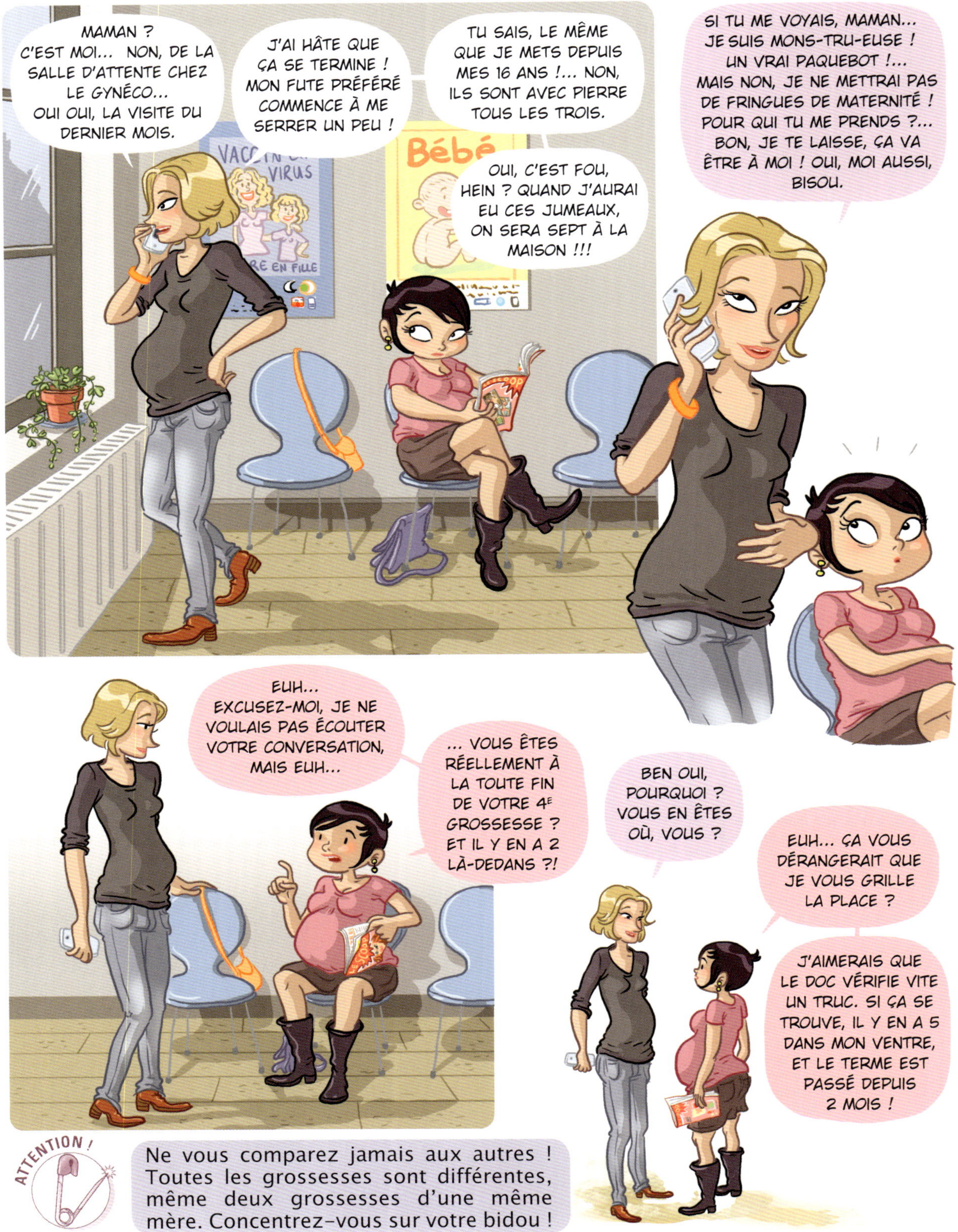
MAMAN ? C'EST MOI... NON, DE LA SALLE D'ATTENTE CHEZ LE GYNÉCO... OUI OUI, LA VISITE DU DERNIER MOIS.
J'AI HÂTE QUE ÇA SE TERMINE ! MON FUTE PRÉFÉRÉ COMMENCE À ME SERRER UN PEU !
TU SAIS, LE MÊME QUE JE METS DEPUIS MES 16 ANS !... NON, ILS SONT AVEC PIERRE TOUS LES TROIS.
OUI, C'EST FOU, HEIN ? QUAND J'AURAI EU CES JUMEAUX, ON SERA SEPT À LA MAISON !!!
Bébé
SI TU ME VOYAIS, MAMAN... JE SUIS MONS-TRU-EUSE ! UN VRAI PAQUEBOT !... MAIS NON, JE NE METTRAI PAS DE FRINGUES DE MATERNITÉ ! POUR QUI TU ME PRENDS ?... BON, JE TE LAISSE, ÇA VA ÊTRE À MOI ! OUI, MOI AUSSI, BISOU.
EUH... EXCUSEZ-MOI, JE NE VOULAIS PAS ÉCOUTER VOTRE CONVERSATION, MAIS EUH...
... VOUS ÊTES RÉELLEMENT À LA TOUTE FIN DE VOTRE 4E GROSSESSE ? ET IL Y EN A 2 LÀ-DEDANS ?!
BEN OUI, POURQUOI ? VOUS EN ÊTES OÙ, VOUS ?
EUH... ÇA VOUS DÉRANGERAIT QUE JE VOUS GRILLE LA PLACE ?
J'AIMERAIS QUE LE DOC VÉRIFIE VITE UN TRUC. SI ÇA SE TROUVE, IL Y EN A 5 DANS MON VENTRE, ET LE TERME EST PASSÉ DEPUIS 2 MOIS !

ATTENTION !

Ne vous comparez jamais aux autres ! Toutes les grossesses sont différentes, même deux grossesses d'une même mère. Concentrez-vous sur votre bidou !

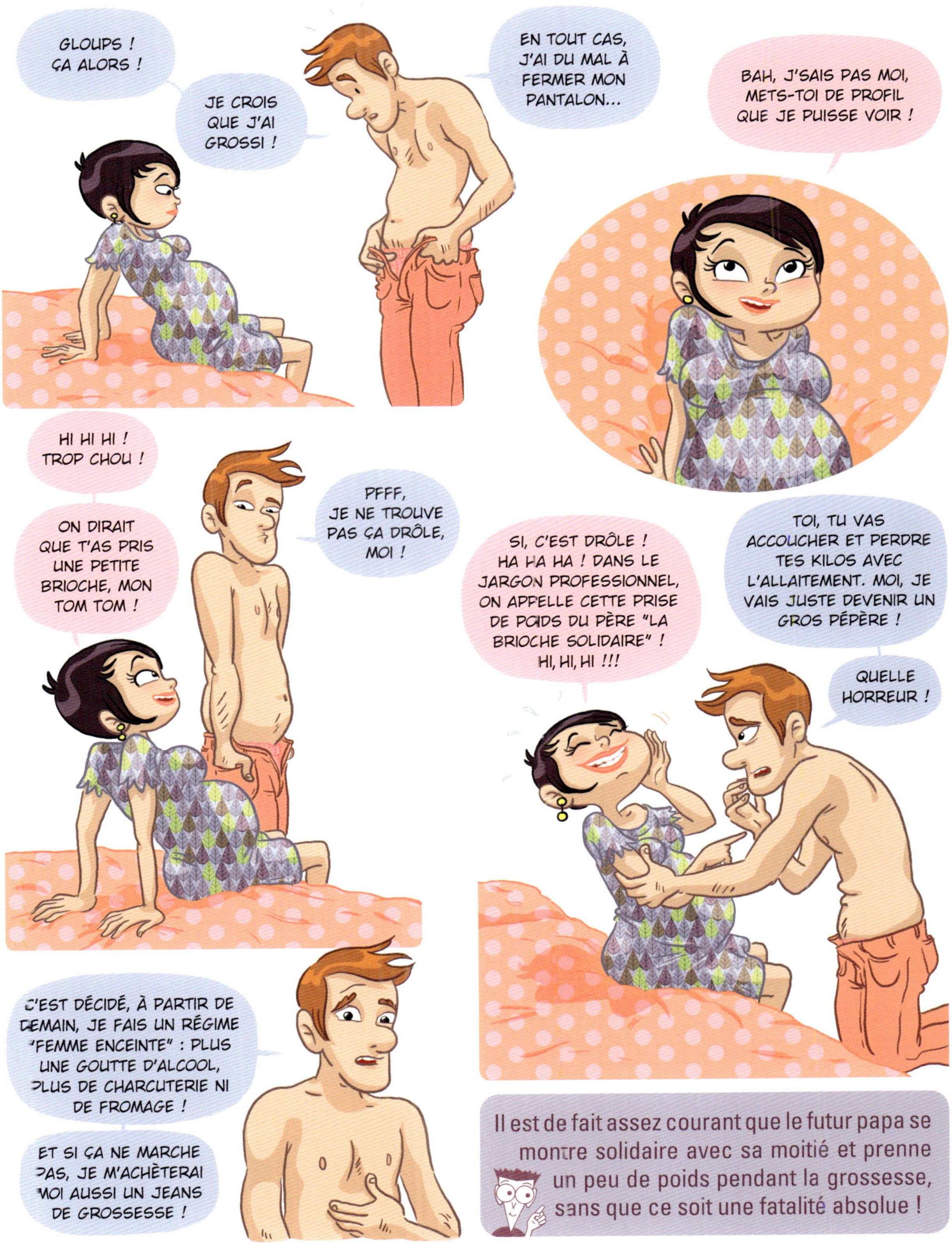
GLOUPS ! ÇA ALORS !
JE CROIS QUE J'AI GROSSI !
EN TOUT CAS, J'AI DU MAL À FERMER MON PANTALON...
BAH, J'SAIS PAS MOI, METS-TOI DE PROFIL QUE JE PUISSE VOIR !
HI HI HI ! TROP CHOU !
ON DIRAIT QUE T'AS PRIS UNE PETITE BRIOCHE, MON TOM TOM !
PFFF, JE NE TROUVE PAS ÇA DRÔLE, MOI !
SI, C'EST DRÔLE ! HA HA HA ! DANS LE JARGON PROFESSIONNEL, ON APPELLE CETTE PRISE DE POIDS DU PÈRE "LA BRIOCHE SOLIDAIRE" ! HI, HI, HI !!!
TOI, TU VAS ACCOUCHER ET PERDRE TES KILOS AVEC L'ALLAITEMENT. MOI, JE VAIS JUSTE DEVENIR UN GROS PÉPÈRE !
QUELLE HORREUR !
C'EST DÉCIDÉ, À PARTIR DE DEMAIN, JE FAIS UN RÉGIME "FEMME ENCEINTE" : PLUS UNE GOUTTE D'ALCOOL, PLUS DE CHARCUTERIE NI DE FROMAGE !
ET SI ÇA NE MARCHE PAS, JE M'ACHÈTERAI MOI AUSSI UN JEANS DE GROSSESSE !

Il est de fait assez courant que le futur papa se montre solidaire avec sa moitié et prenne un peu de poids pendant la grossesse, sans que ce soit une fatalité absolue !

CHAPITRE 6

Y A-T-IL UNE LIBIDO ENTRE NAUSÉES ET CONTRACTIONS ?

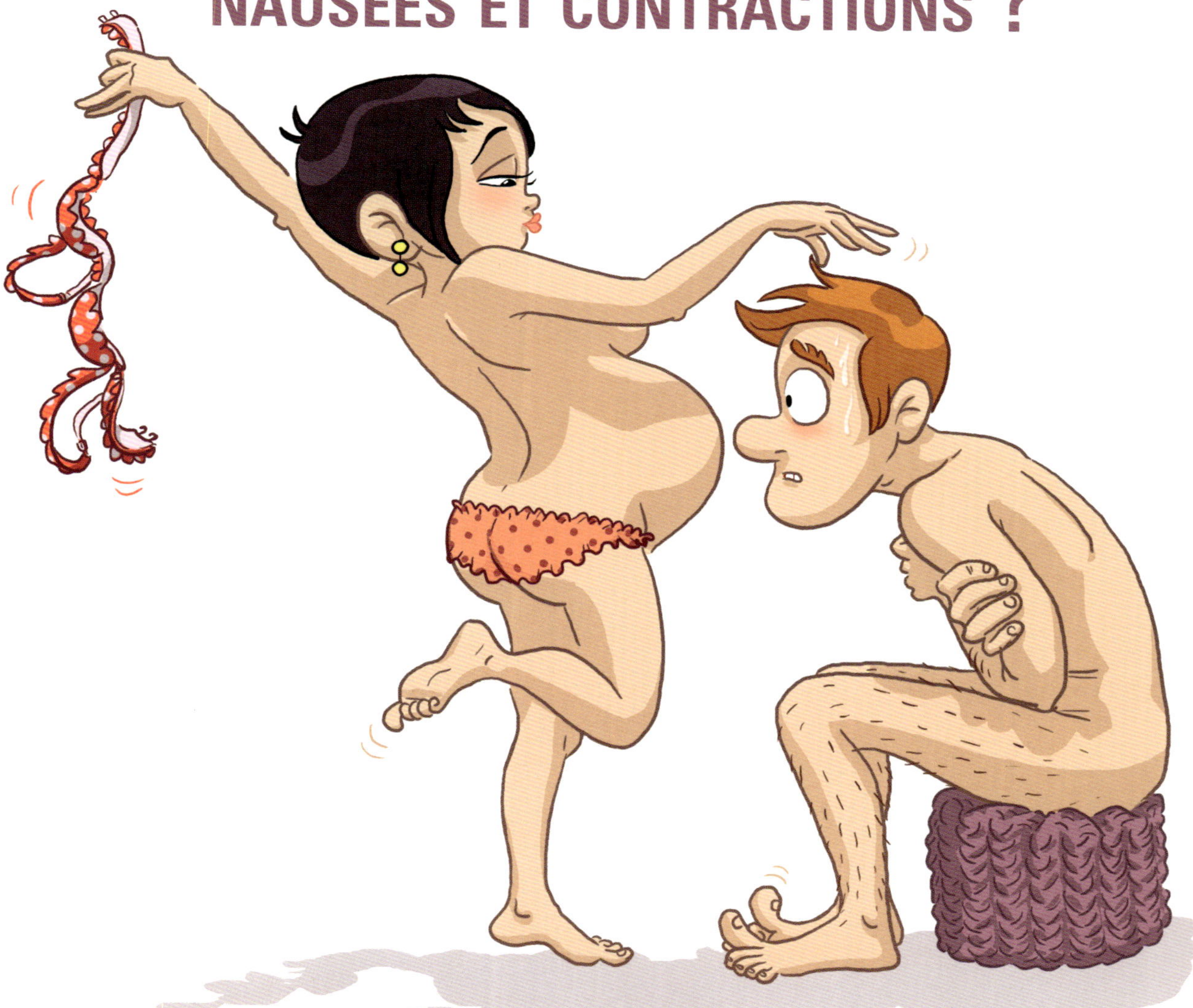

Que devient la sexualité pendant la grossesse ?

Que vous fassiez partie des petits activistes du dimanche matin ou des facilement enflammables à qui un regard suffit pour sortir l'artillerie n'importe où et n'importe quand, une chose est sûre : pendant la grossesse, vos habitudes à ce niveau-là vont certainement changer un peu ! Dans quel sens et avec quelle intensité, cela varie beaucoup selon les couples, et dépend autant de l'état de fatigue de la future maman et des états d'âme du futur papa que du bon déroulement de la grossesse.

RELAX !

Certains couples observent (avec angoisse) une baisse d'envie sexuelle considérable à l'annonce de la grande nouvelle. Ils se posent alors la question s'il s'agit là d'un « adieu » ou seulement d'un « au revoir ». Dans votre état, il est tout à fait normal d'avoir d'autres préoccupations que votre seule satisfaction libidinale ou la réalisation des fantasmes de votre partenaire. Ne vous inquiétez pas, ces changements sont temporaires. Au plus tard quand votre enfant arrivera à sa majorité et quittera le nid familial, vous retrouverez toute la fougue de votre jeunesse... ou bien vous composerez avec les restes !

ASTUCE

En pratique, il y a des positions mieux adaptées que d'autres. Surtout à un stade avancé de la grossesse, quand le ventre prend de plus en plus de place entre vous deux. Si vous êtes un brin créatifs et prêts à expérimenter, vous trouverez certainement des positions confortables et efficaces pour vous deux !

À RETENIR

Lors de vos ébats amoureux, une forte stimulation des tétons de la future maman peut déclencher des contractions de force variable. *A priori*, ceci n'est pas grave, mais pas toujours très agréable pour la femme. Si vous réagissez de la sorte, allez-y un peu mollo sur les seins ! Et si les contractions ne se calment pas rapidement, n'hésitez pas à poser la question à votre sage-femme ou à votre médecin.

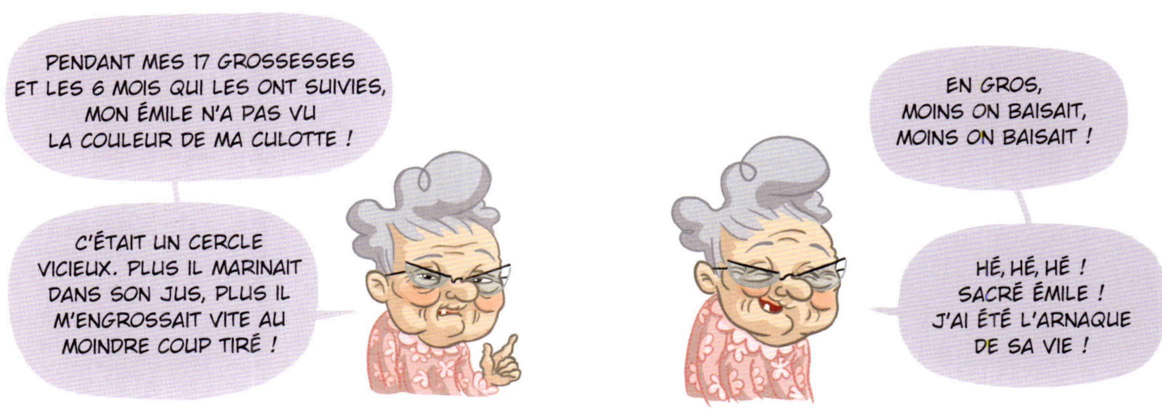
PENDANT MES 17 GROSSESSES ET LES 6 MOIS QUI LES ONT SUIVIES, MON ÉMILE N'A PAS VU LA COULEUR DE MA CULOTTE !
C'ÉTAIT UN CERCLE VICIEUX. PLUS IL MARINAIT DANS SON JUS, PLUS IL M'ENGROSSAIT VITE AU MOINDRE COUP TIRÉ !
EN GROS, MOINS ON BAISAIT, MOINS ON BAISAIT !
HÉ, HÉ, HÉ ! SACRÉ ÉMILE ! J'AI ÉTÉ L'ARNAQUE DE SA VIE !

Eux, ils le font (ou pas !)...

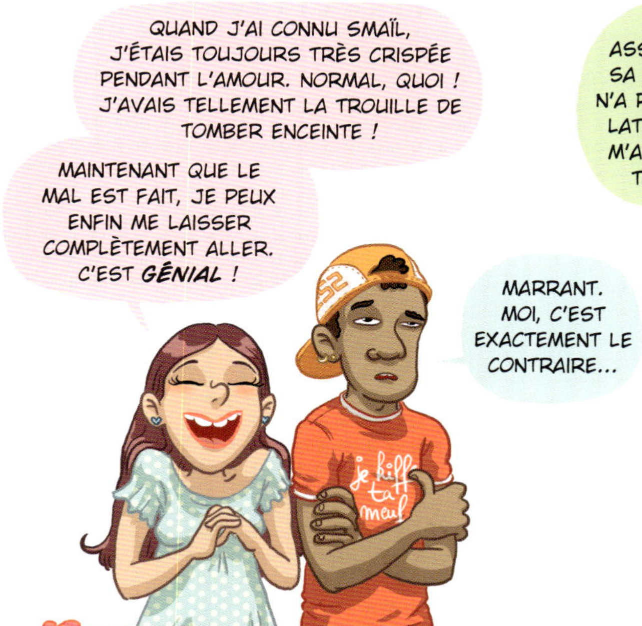
QUAND J'AI CONNU SMAÏL, J'ÉTAIS TOUJOURS TRÈS CRISPÉE PENDANT L'AMOUR. NORMAL, QUOI ! J'AVAIS TELLEMENT LA TROUILLE DE TOMBER ENCEINTE !
MAINTENANT QUE LE MAL EST FAIT, JE PEUX ENFIN ME LAISSER COMPLÈTEMENT ALLER. C'EST **GÉNIAL** !
MARRANT. MOI, C'EST EXACTEMENT LE CONTRAIRE...
je kiff ta meuf

Mathilde & **Smaïl**
Mathilde : 18 ans, lycéenne, enceinte de 4 mois
Smaïl : 18 ans, lycéen

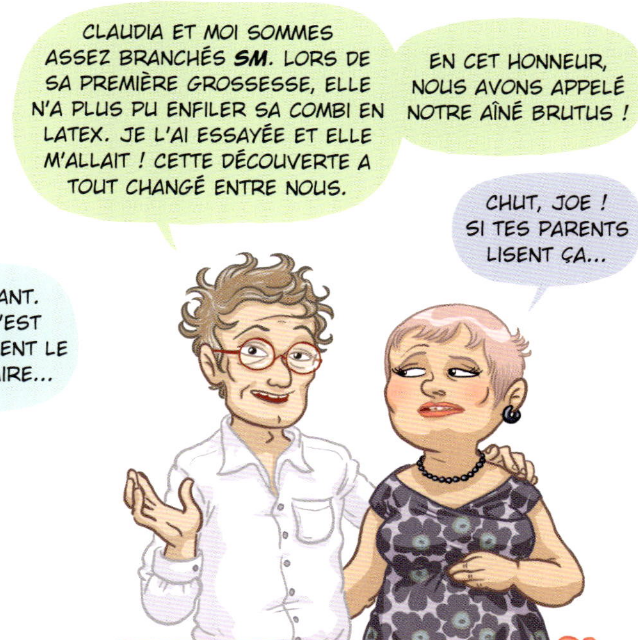
CLAUDIA ET MOI SOMMES ASSEZ BRANCHÉS **SM**. LORS DE SA PREMIÈRE GROSSESSE, ELLE N'A PLUS PU ENFILER SA COMBI EN LATEX. JE L'AI ESSAYÉE ET ELLE M'ALLAIT ! CETTE DÉCOUVERTE A TOUT CHANGÉ ENTRE NOUS.
EN CET HONNEUR, NOUS AVONS APPELÉ NOTRE AÎNÉ BRUTUS !
CHUT, JOE ! SI TES PARENTS LISENT ÇA...

Joël & **Claudia**
Joël : 43 ans, professeur de philosophie
Claudia : 41 ans, médecin, enceinte de 5 mois

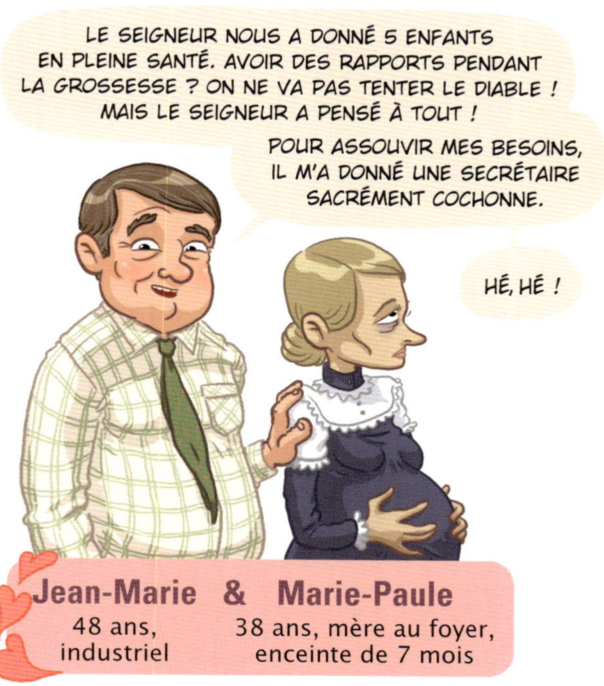
LE SEIGNEUR NOUS A DONNÉ 5 ENFANTS EN PLEINE SANTÉ. AVOIR DES RAPPORTS PENDANT LA GROSSESSE ? ON NE VA PAS TENTER LE DIABLE ! MAIS LE SEIGNEUR A PENSÉ À TOUT !
POUR ASSOUVIR MES BESOINS, IL M'A DONNÉ UNE SECRÉTAIRE SACRÉMENT COCHONNE.
HÉ, HÉ !

Jean-Marie & **Marie-Paule**
Jean-Marie : 48 ans, industriel
Marie-Paule : 38 ans, mère au foyer, enceinte de 7 mois

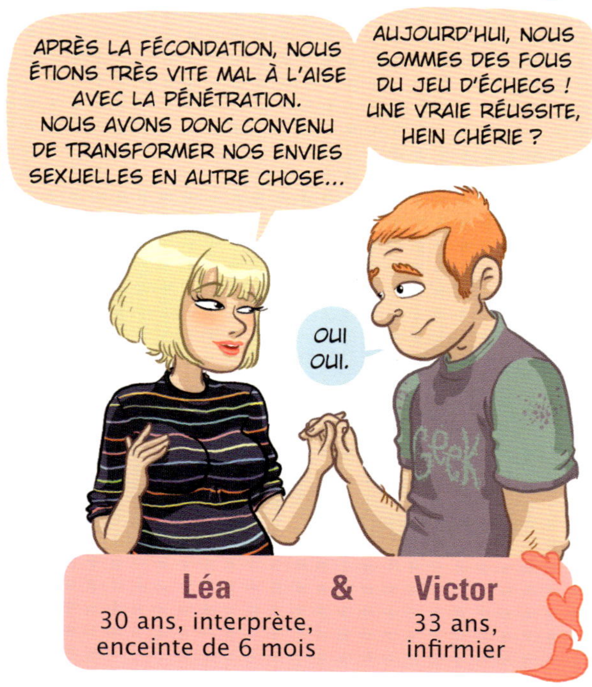
APRÈS LA FÉCONDATION, NOUS ÉTIONS TRÈS VITE MAL À L'AISE AVEC LA PÉNÉTRATION. NOUS AVONS DONC CONVENU DE TRANSFORMER NOS ENVIES SEXUELLES EN AUTRE CHOSE...
AUJOURD'HUI, NOUS SOMMES DES FOUS DU JEU D'ÉCHECS ! UNE VRAIE RÉUSSITE, HEIN CHÉRIE ?
OUI OUI.
Geek

Léa & **Victor**
Léa : 30 ans, interprète, enceinte de 6 mois
Victor : 33 ans, infirmier

... et ils en parlent !

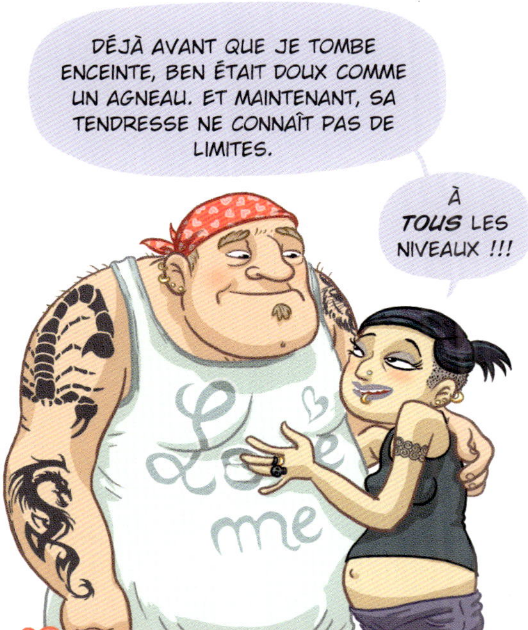
DÉJÀ AVANT QUE JE TOMBE ENCEINTE, BEN ÉTAIT DOUX COMME UN AGNEAU. ET MAINTENANT, SA TENDRESSE NE CONNAÎT PAS DE LIMITES.
À *TOUS* LES NIVEAUX !!!
Love me

Ben & **Lucy**
53 ans, commerçant — 28 ans, plombier, enceinte de 7 mois

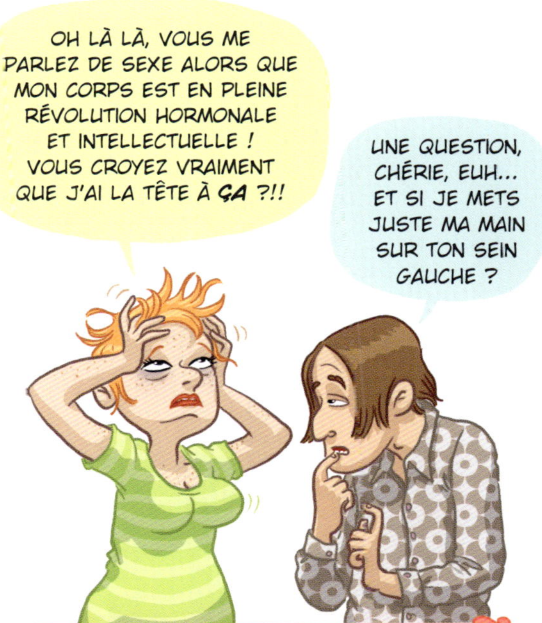
OH LÀ LÀ, VOUS ME PARLEZ DE SEXE ALORS QUE MON CORPS EST EN PLEINE RÉVOLUTION HORMONALE ET INTELLECTUELLE ! VOUS CROYEZ VRAIMENT QUE J'AI LA TÊTE À *ÇA* ?!!
UNE QUESTION, CHÉRIE, EUH... ET SI JE METS JUSTE MA MAIN SUR TON SEIN GAUCHE ?

Amélie & **Manu**
39 ans, potière, enceinte de 4 mois — 35 ans, libraire BD

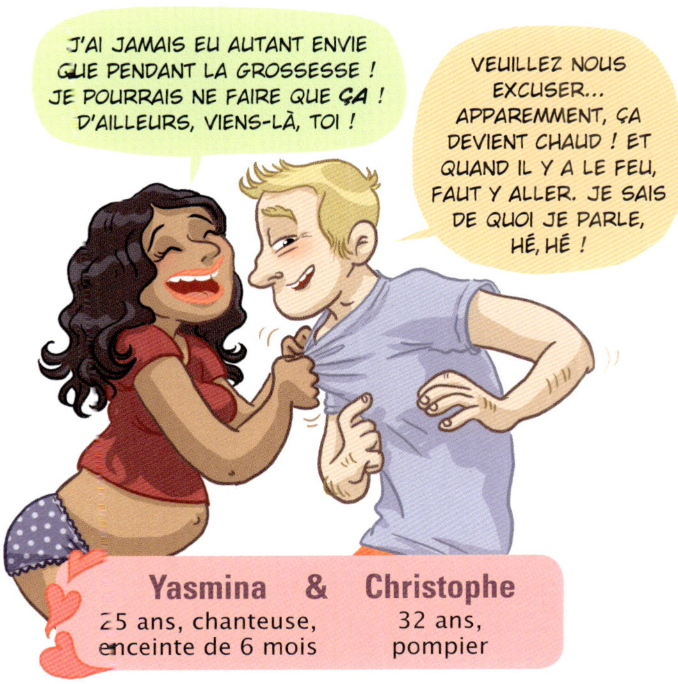
J'AI JAMAIS EU AUTANT ENVIE QUE PENDANT LA GROSSESSE ! JE POURRAIS NE FAIRE QUE *ÇA* ! D'AILLEURS, VIENS-LÀ, TOI !
VEUILLEZ NOUS EXCUSER... APPAREMMENT, ÇA DEVIENT CHAUD ! ET QUAND IL Y A LE FEU, FAUT Y ALLER. JE SAIS DE QUOI JE PARLE, HÉ, HÉ !

Yasmina & **Christophe**
25 ans, chanteuse, enceinte de 6 mois — 32 ans, pompier

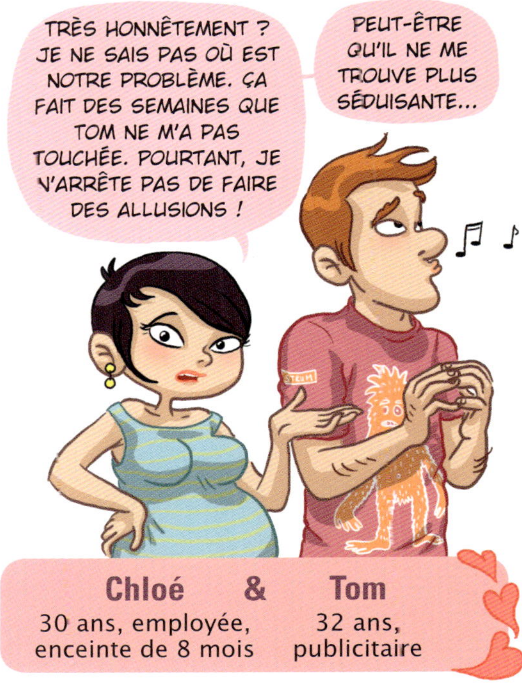
TRÈS HONNÊTEMENT ? JE NE SAIS PAS OÙ EST NOTRE PROBLÈME. ÇA FAIT DES SEMAINES QUE TOM NE M'A PAS TOUCHÉE. POURTANT, JE N'ARRÊTE PAS DE FAIRE DES ALLUSIONS !
PEUT-ÊTRE QU'IL NE ME TROUVE PLUS SÉDUISANTE...

Chloé & **Tom**
30 ans, employée, enceinte de 8 mois — 32 ans, publicitaire

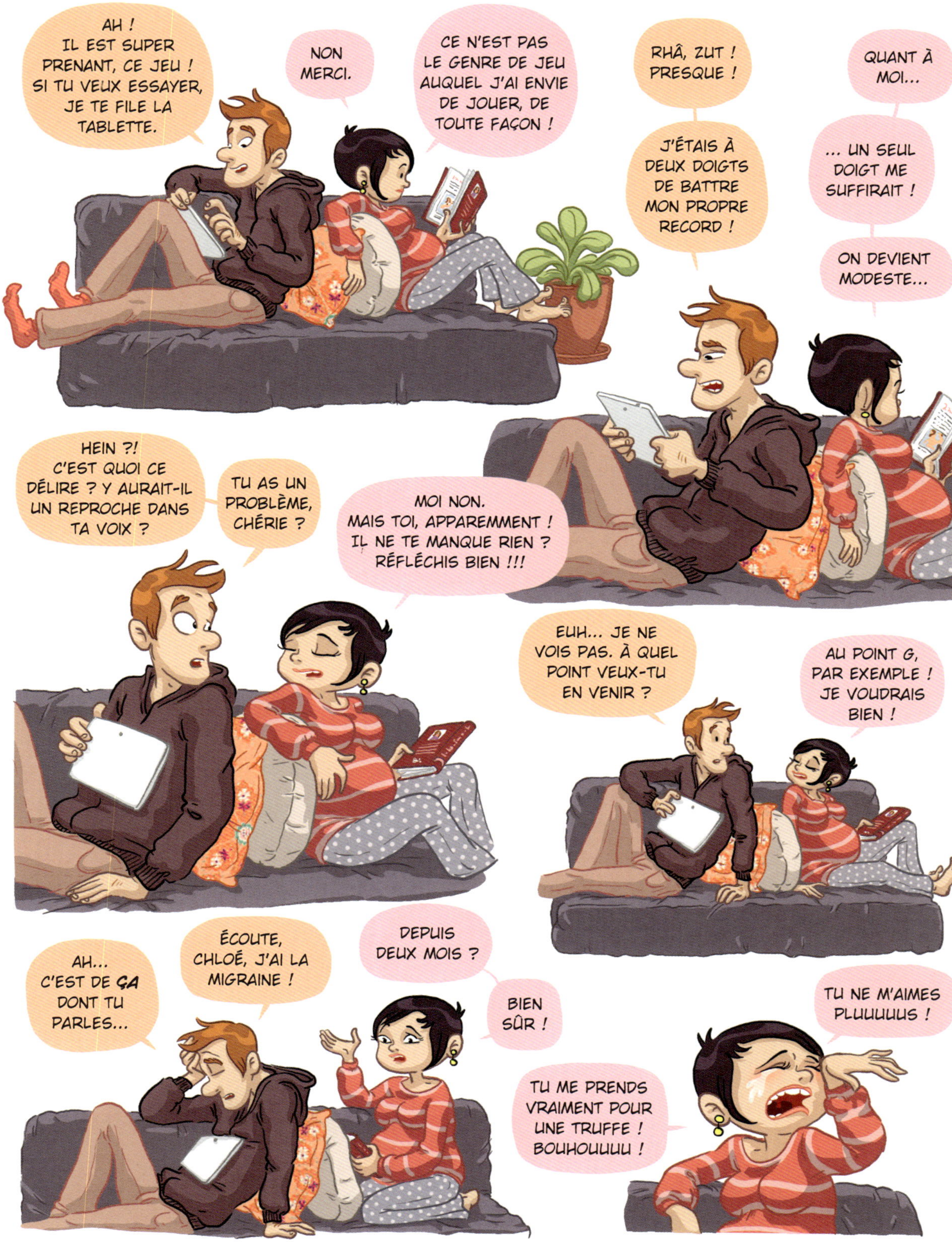
AH ! IL EST SUPER PRENANT, CE JEU ! SI TU VEUX ESSAYER, JE TE FILE LA TABLETTE.
NON MERCI.
CE N'EST PAS LE GENRE DE JEU AUQUEL J'AI ENVIE DE JOUER, DE TOUTE FAÇON !
RHÂ, ZUT ! PRESQUE !
J'ÉTAIS À DEUX DOIGTS DE BATTRE MON PROPRE RECORD !
QUANT À MOI...
... UN SEUL DOIGT ME SUFFIRAIT !
ON DEVIENT MODESTE...
HEIN ?! C'EST QUOI CE DÉLIRE ? Y AURAIT-IL UN REPROCHE DANS TA VOIX ?
TU AS UN PROBLÈME, CHÉRIE ?
MOI NON. MAIS TOI, APPAREMMENT ! IL NE TE MANQUE RIEN ? RÉFLÉCHIS BIEN !!!
EUH... JE NE VOIS PAS. À QUEL POINT VEUX-TU EN VENIR ?
AU POINT G, PAR EXEMPLE ! JE VOUDRAIS BIEN !
AH... C'EST DE ÇA DONT TU PARLES...
ÉCOUTE, CHLOÉ, J'AI LA MIGRAINE !
DEPUIS DEUX MOIS ?
BIEN SÛR !
TU ME PRENDS VRAIMENT POUR UNE TRUFFE ! BOUHOUUUU !
TU NE M'AIMES PLUUUUUS !

Il n'est pas rare que l'homme soit réticent à l'idée du coït pendant le 3e trimestre. Les inquiétudes de Tom (ci-après) sont aussi fréquentes qu'infondées. Sauf contre-indication médicale, le coït est plus que permis !

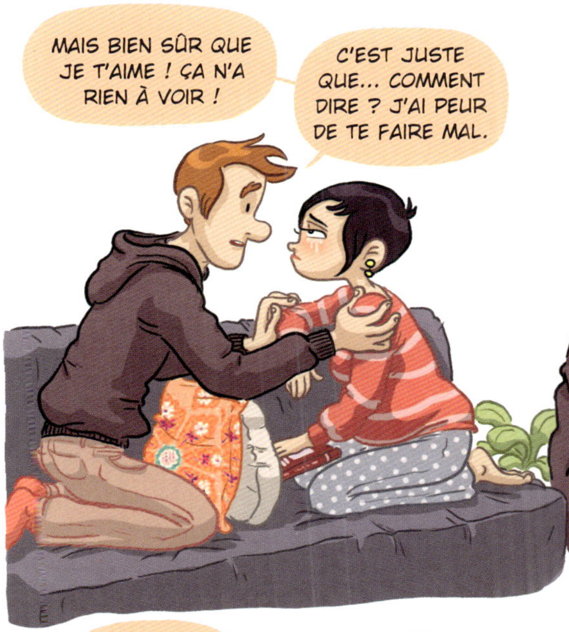
MAIS BIEN SÛR QUE JE T'AIME ! ÇA N'A RIEN À VOIR !
C'EST JUSTE QUE... COMMENT DIRE ? J'AI PEUR DE TE FAIRE MAL.

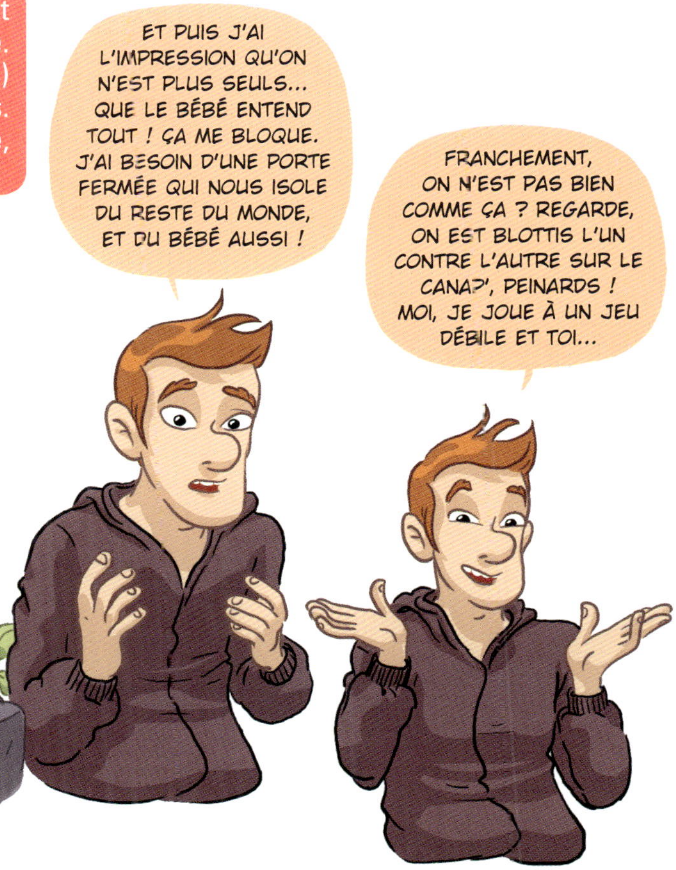
ET PUIS J'AI L'IMPRESSION QU'ON N'EST PLUS SEULS... QUE LE BÉBÉ ENTEND TOUT ! ÇA ME BLOQUE. J'AI BESOIN D'UNE PORTE FERMÉE QUI NOUS ISOLE DU RESTE DU MONDE, ET DU BÉBÉ AUSSI !
FRANCHEMENT, ON N'EST PAS BIEN COMME ÇA ? REGARDE, ON EST BLOTTIS L'UN CONTRE L'AUTRE SUR LE CANAP', PEINARDS ! MOI, JE JOUE À UN JEU DÉBILE ET TOI...

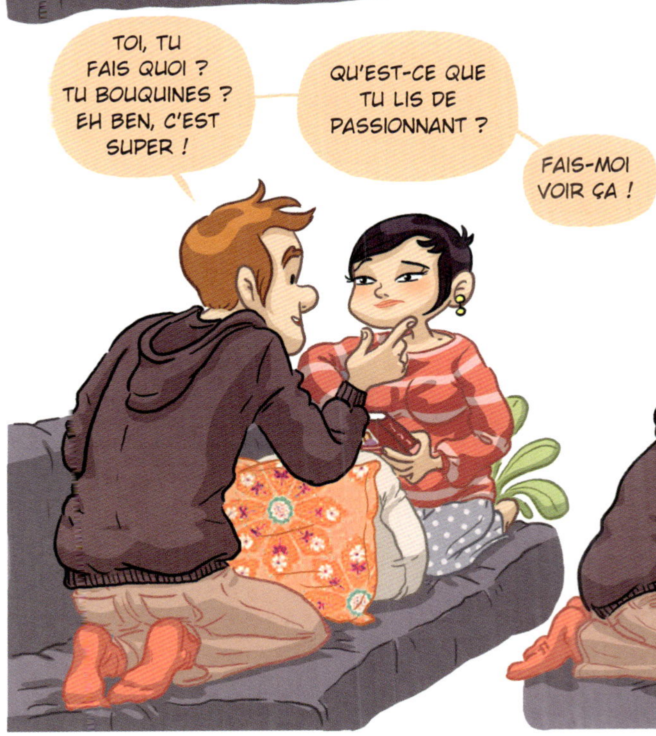
TOI, TU FAIS QUOI ? TU BOUQUINES ? EH BEN, C'EST SUPER !
QU'EST-CE QUE TU LIS DE PASSIONNANT ?
FAIS-MOI VOIR ÇA !

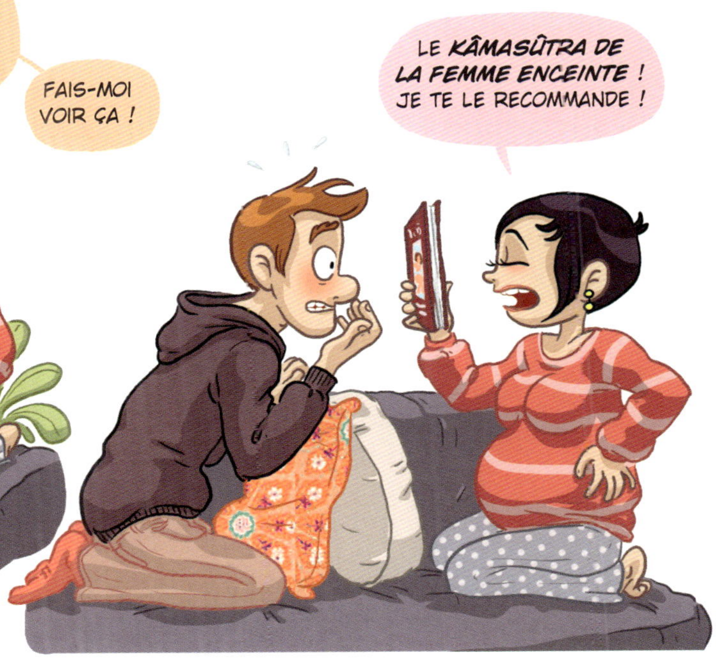
LE ***KÂMASÛTRA DE LA FEMME ENCEINTE*** ! JE TE LE RECOMMANDE !

ALLÔ, DOCTEUR ?

Les cas sans « Q » !

- **Fissures de la poche des eaux**
  Lorsque vous avez un problème d'étanchéité de la poche des eaux, le risque infectieux est trop élevé. Rapports sexuels défendus !

- **Menace sévère d'accouchement prématuré**
  En cas de fortes contractions utérines qui risquent de forcer l'ouverture du col, la pénétration est fortement déconseillée.

- **Placenta *prævia***
  Si votre placenta fait le bouchon entre le bébé et sa porte de sortie (col de l'utérus), le coït risquerait de provoquer des saignements.

- **Maladies sexuellement transmissibles**
  Si votre partenaire est un heureux propriétaire d'herpès génital (ou de toute autre MST), l'abstinence est au programme… On n'est pas obligé de tout partager !

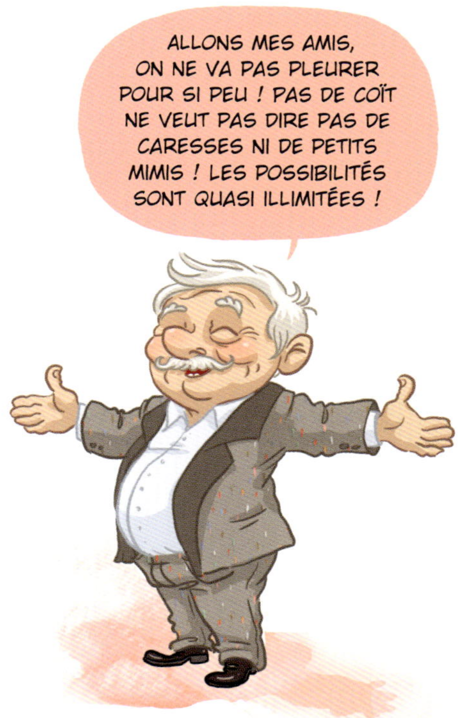
ALLONS MES AMIS, ON NE VA PAS PLEURER POUR SI PEU ! PAS DE COÏT NE VEUT PAS DIRE PAS DE CARESSES NI DE PETITS MIMIS ! LES POSSIBILITÉS SONT QUASI ILLIMITÉES !

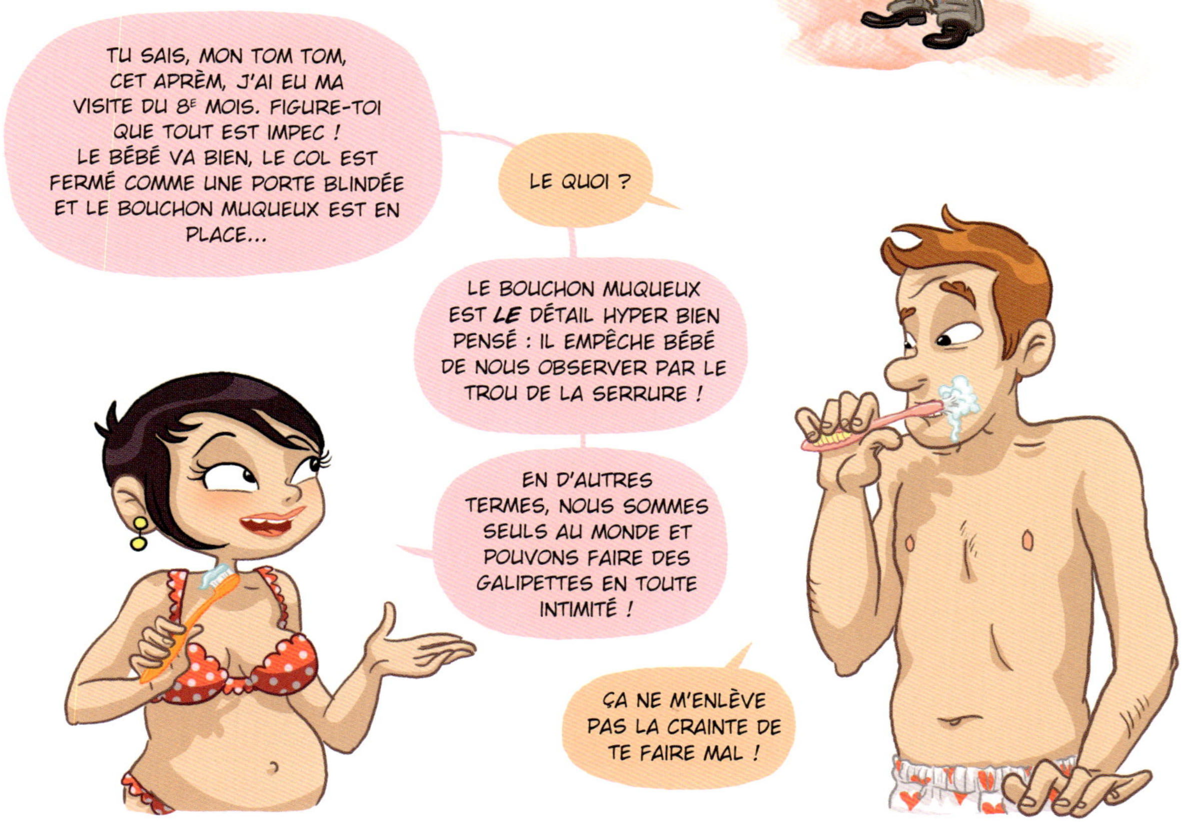
TU SAIS, MON TOM TOM, CET APRÈM, J'AI EU MA VISITE DU 8E MOIS. FIGURE-TOI QUE TOUT EST IMPEC ! LE BÉBÉ VA BIEN, LE COL EST FERMÉ COMME UNE PORTE BLINDÉE ET LE BOUCHON MUQUEUX EST EN PLACE…
LE QUOI ?
LE BOUCHON MUQUEUX EST LE DÉTAIL HYPER BIEN PENSÉ : IL EMPÊCHE BÉBÉ DE NOUS OBSERVER PAR LE TROU DE LA SERRURE !
EN D'AUTRES TERMES, NOUS SOMMES SEULS AU MONDE ET POUVONS FAIRE DES GALIPETTES EN TOUTE INTIMITÉ !
ÇA NE M'ENLÈVE PAS LA CRAINTE DE TE FAIRE MAL !

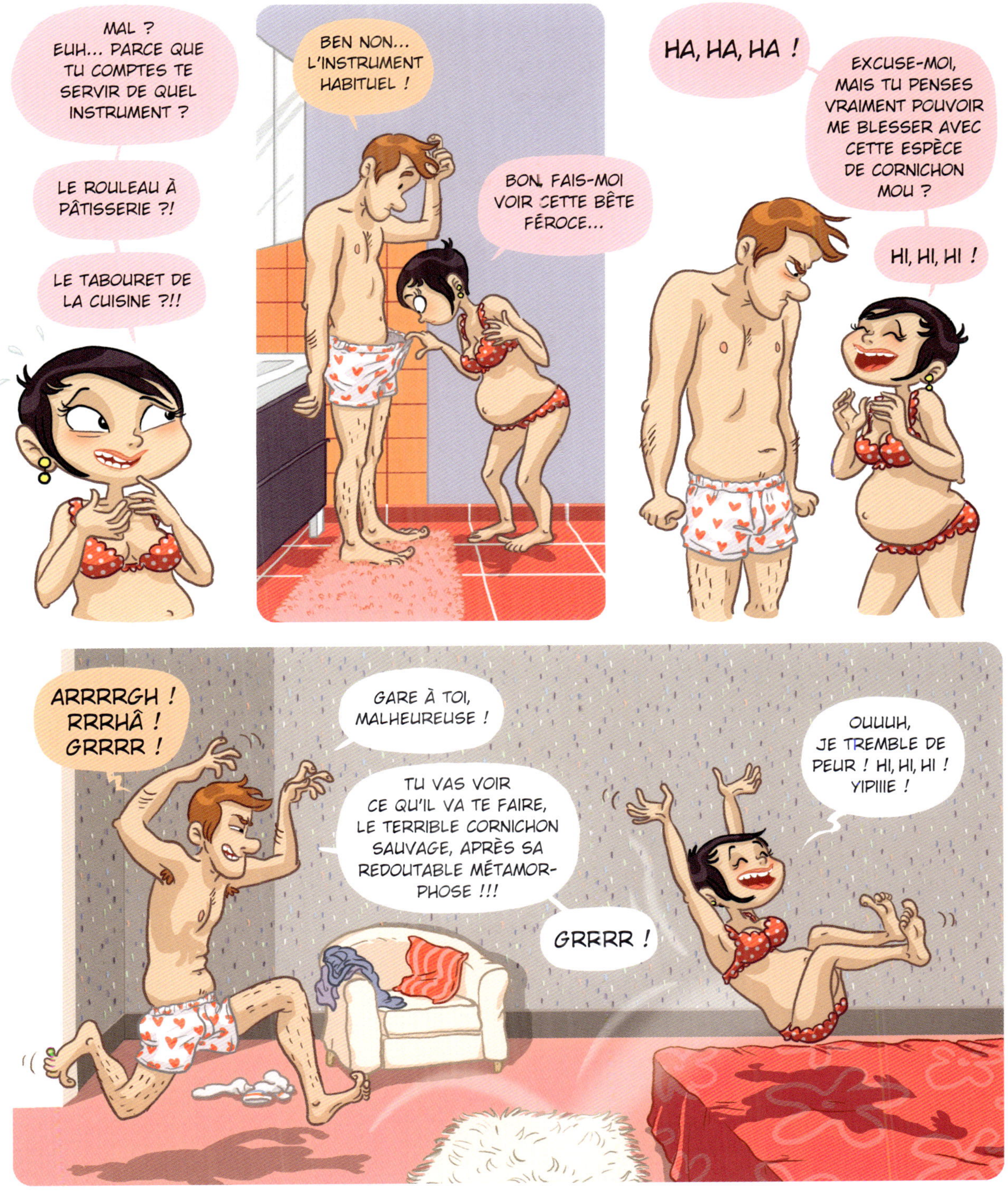
MAL ?
EUH… PARCE QUE TU COMPTES TE SERVIR DE QUEL INSTRUMENT ?
LE ROULEAU À PÂTISSERIE ?!
LE TABOURET DE LA CUISINE ?!!
BEN NON… L'INSTRUMENT HABITUEL !
BON, FAIS-MOI VOIR CETTE BÊTE FÉROCE…
HA, HA, HA !
EXCUSE-MOI, MAIS TU PENSES VRAIMENT POUVOIR ME BLESSER AVEC CETTE ESPÈCE DE CORNICHON MOU ?
HI, HI, HI !
ARRRRGH ! RRRHÂ ! GRRRR !
GARE À TOI, MALHEUREUSE !
TU VAS VOIR CE QU'IL VA TE FAIRE, LE TERRIBLE CORNICHON SAUVAGE, APRÈS SA REDOUTABLE MÉTAMORPHOSE !!!
GRRRR !
OUUUH, JE TREMBLE DE PEUR ! HI, HI, HI ! YIPIIIE !

ASTUCE

Si vous n'arrivez pas à vos fins en utilisant votre seule délicatesse, inspirez-vous de la tactique (certes un peu basse !) de Chloé. Dans certains cas d'obstination aiguë, la provocation reste un moyen très efficace pour attirer l'ours hors de sa caverne…

7

CHAPITRE

LA PRÉPARATION À L'ACCOUCHEMENT

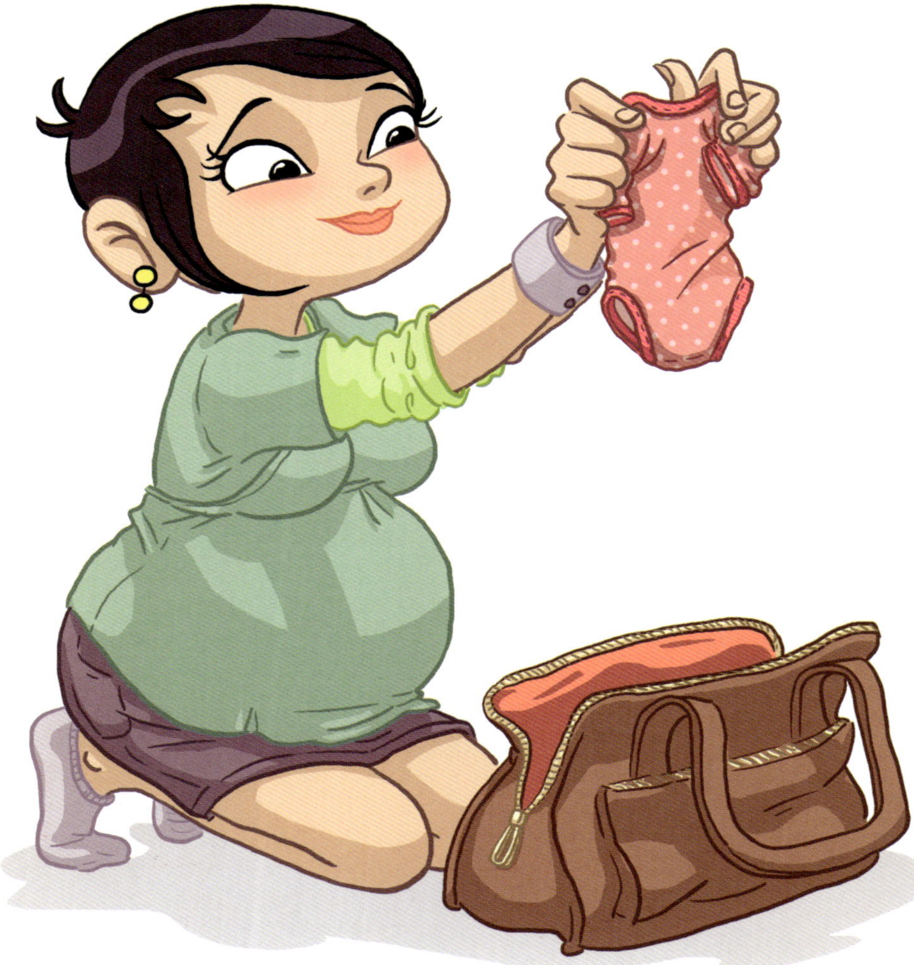

La dernière ligne droite !

À l'approche du terme, vous allez peut-être remarquer que la fatigue a disparu au profit d'une énergie folle ! Soudain, vous avez envie de faire plein de choses, de changer les meubles de place, d'aménager la chambre du bébé... Dans des cas extrêmes, cela peut même aller jusqu'à faire furieusement le ménage ! C'est normal. Cela correspond à la préparation du nid !
C'est aussi une période où beaucoup de femmes sont hantées par des sentiments quelque peu contradictoires : d'une part la joie de la découverte prochaine du petit être qui a poussé au creux de leur ventre ; d'autre part la peur de l'inconnu et des contractions douloureuses. Mais la nature est bien faite ! Il arrive qu'une femme qui, jusque-là, avait une trouille terrible à l'idée d'accoucher se découvre fortement impatiente de se débarrasser enfin de ce poids qui pèse sur sa vessie, coûte que coûte !

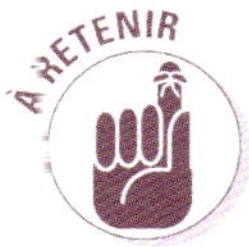
À RETENIR

Les cours de préparation à l'accouchement traditionnels, habituellement proposés par les sages-femmes de chaque maternité, vous aideront à vous armer physiquement et psychologiquement pour la bataille ! Vous apprendrez, entre autres, des techniques de relaxation et de respiration pour les phases entre deux contractions et pendant les pics de douleur, et la manière de pousser lors de la phase d'expulsion. Vous visiterez également la maternité pour vous familiariser avec les lieux.

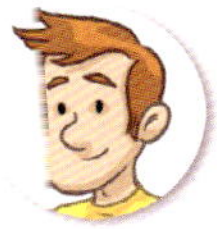

Généralement, il y a au moins un cours prévu pour accueillir aussi les futurs papas. Un phénomène curieux veut que, l'événement approchant, beaucoup d'hommes aient plus de questions et d'angoisses que leur compagne... même si ce ne sont pas eux qui accouchent ! Profitez donc de cette occasion pour parfaire vos connaissances et apprendre comment vous rendre utile pendant l'accouchement.

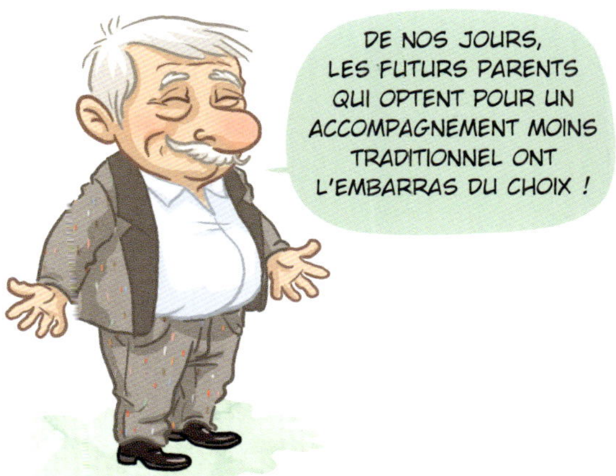
DE NOS JOURS, LES FUTURS PARENTS QUI OPTENT POUR UN ACCOMPAGNEMENT MOINS TRADITIONNEL ONT L'EMBARRAS DU CHOIX !

* Si vous vivez retirés à la campagne, les propositions sont forcément moins variées !

*Méthodes alternatives**

- **Haptonomie** : communication avec le bébé (Vous souvenez-vous du chapitre 5 ?).
- **Sophrologie** : technique permettant de prendre conscience du corps et de le maîtriser.
- **Aquagym** : préparation en apesanteur dans une eau à 30° pour assouplir et renforcer muscles et articulations.
- **Chant prénatal** : relaxation par la maîtrise du souffle et communication sonore avec le bébé.
- **Yoga** et **acupuncture** sont aussi très en vogue !

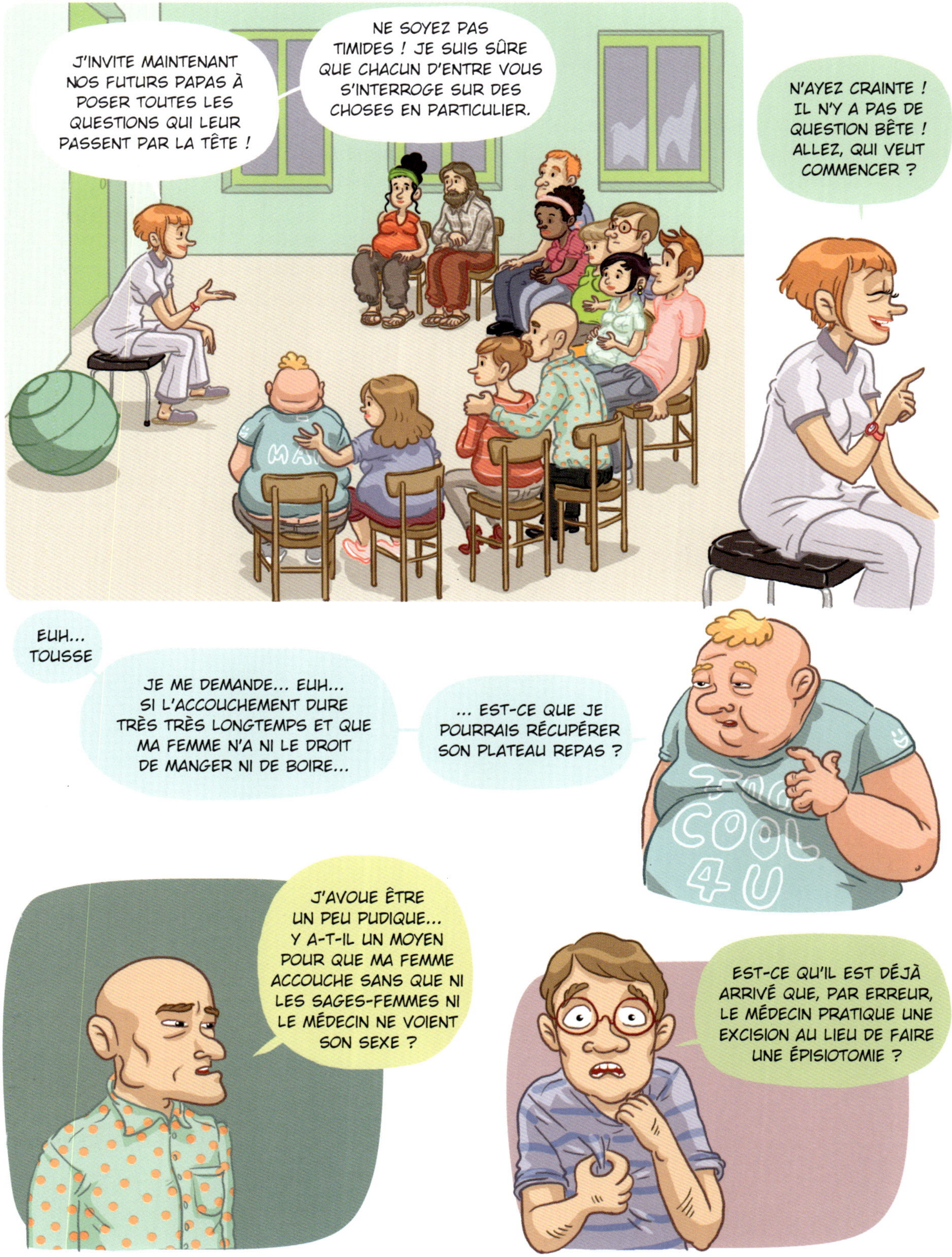
J'INVITE MAINTENANT NOS FUTURS PAPAS À POSER TOUTES LES QUESTIONS QUI LEUR PASSENT PAR LA TÊTE !
NE SOYEZ PAS TIMIDES ! JE SUIS SÛRE QUE CHACUN D'ENTRE VOUS S'INTERROGE SUR DES CHOSES EN PARTICULIER.
N'AYEZ CRAINTE ! IL N'Y A PAS DE QUESTION BÊTE ! ALLEZ, QUI VEUT COMMENCER ?
MAT
EUH... TOUSSE
JE ME DEMANDE... EUH... SI L'ACCOUCHEMENT DURE TRÈS TRÈS LONGTEMPS ET QUE MA FEMME N'A NI LE DROIT DE MANGER NI DE BOIRE...
... EST-CE QUE JE POURRAIS RÉCUPÉRER SON PLATEAU REPAS ?
TOO COOL 4 U
J'AVOUE ÊTRE UN PEU PUDIQUE... Y A-T-IL UN MOYEN POUR QUE MA FEMME ACCOUCHE SANS QUE NI LES SAGES-FEMMES NI LE MÉDECIN NE VOIENT SON SEXE ?
EST-CE QU'IL EST DÉJÀ ARRIVÉ QUE, PAR ERREUR, LE MÉDECIN PRATIQUE UNE EXCISION AU LIEU DE FAIRE UNE ÉPISIOTOMIE ?

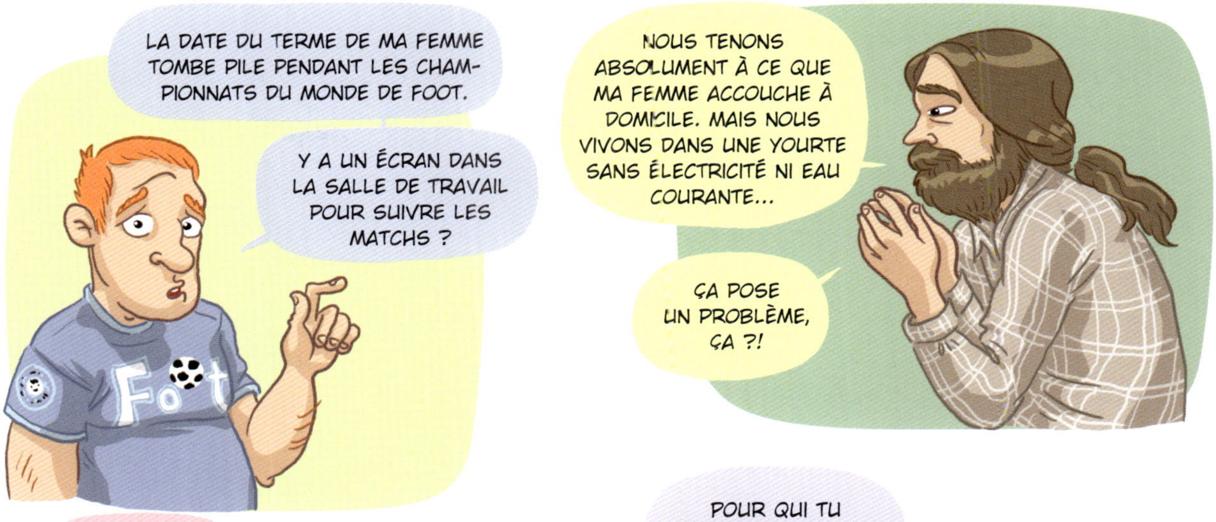

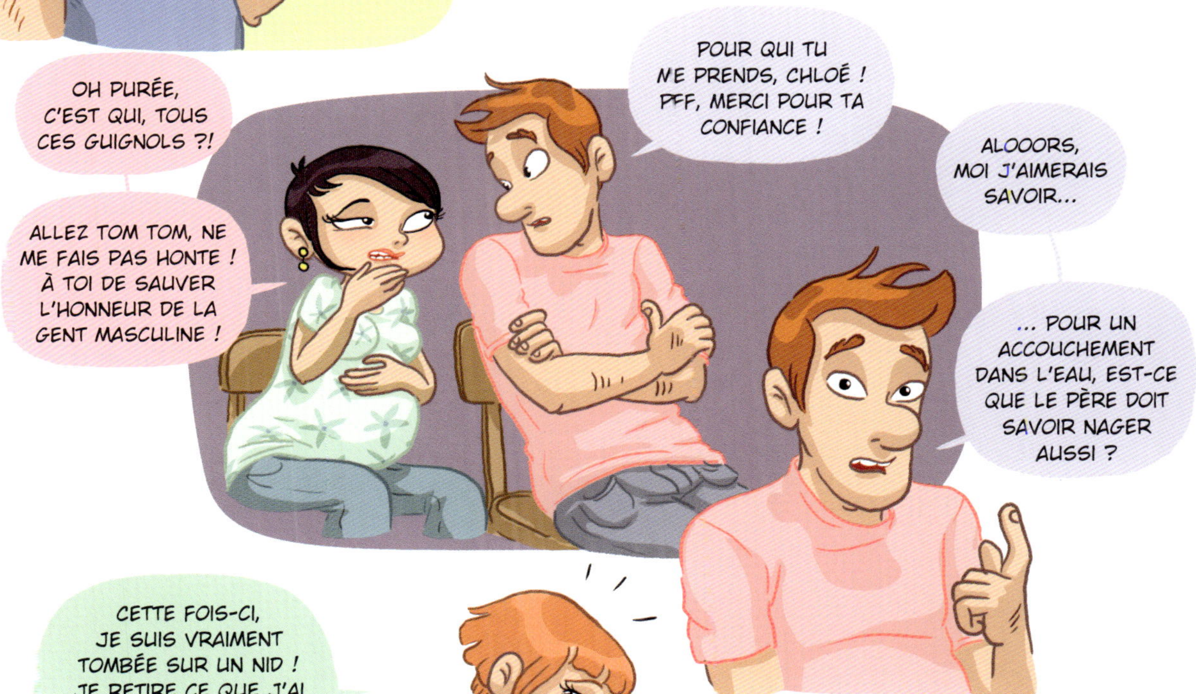
OH PURÉE, C'EST QUI, TOUS CES GUIGNOLS ?!
ALLEZ TOM TOM, NE ME FAIS PAS HONTE ! À TOI DE SAUVER L'HONNEUR DE LA GENT MASCULINE !
POUR QUI TU ME PRENDS, CHLOÉ ! PFF, MERCI POUR TA CONFIANCE !
ALOOORS, MOI J'AIMERAIS SAVOIR...
... POUR UN ACCOUCHEMENT DANS L'EAU, EST-CE QUE LE PÈRE DOIT SAVOIR NAGER AUSSI ?

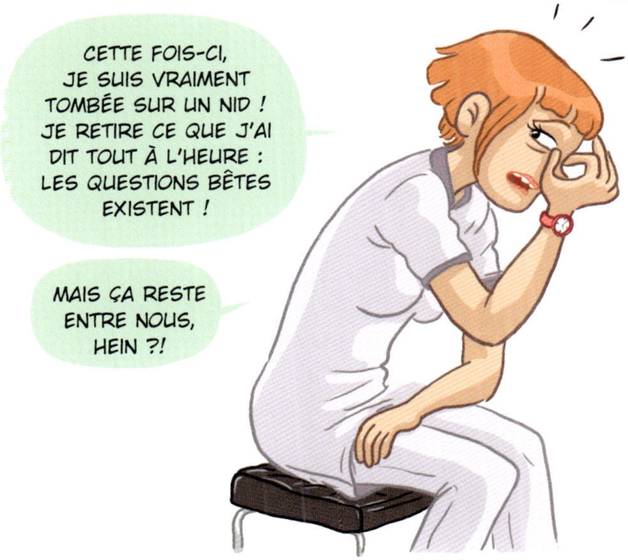
CETTE FOIS-CI, JE SUIS VRAIMENT TOMBÉE SUR UN NID ! JE RETIRE CE QUE J'AI DIT TOUT À L'HEURE : LES QUESTIONS BÊTES EXISTENT !
MAIS ÇA RESTE ENTRE NOUS, HEIN ?!

ASTUCE

Si, vous aussi, vous avez peur d'une trop grande... euh... disons « spontanéité » de la part de votre mâle, préparez avec lui quelques questions bien senties qu'il pourra poser lors du cours !

Chloé fait sa valise...

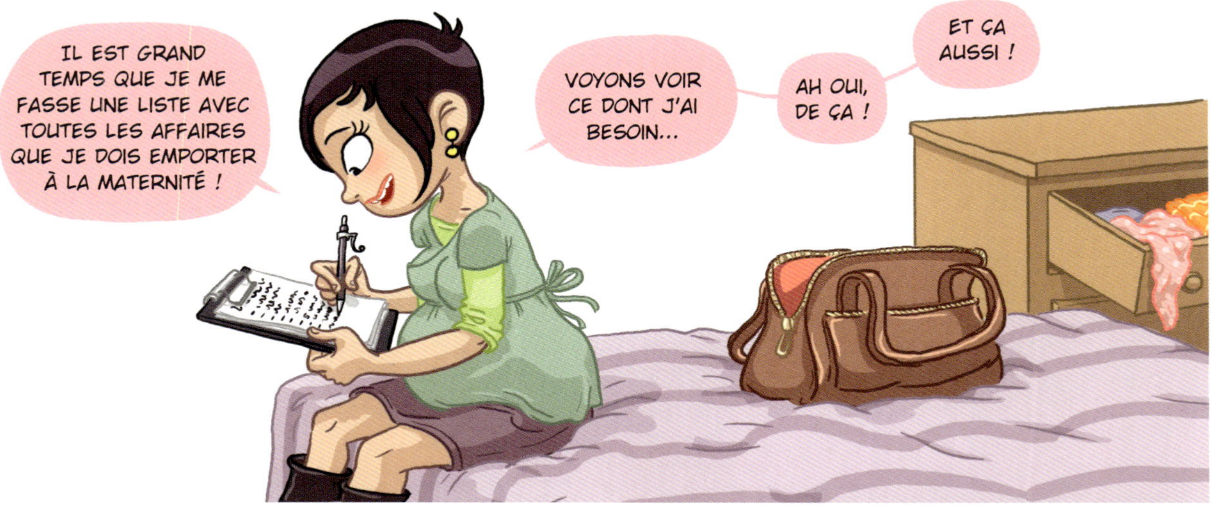
IL EST GRAND TEMPS QUE JE ME FASSE UNE LISTE AVEC TOUTES LES AFFAIRES QUE JE DOIS EMPORTER À LA MATERNITÉ !
VOYONS VOIR CE DONT J'AI BESOIN...
AH OUI, DE ÇA !
ET ÇA AUSSI !

Check-list accouchement

- 1 grande chemise de nuit ou T-shirt large
- un peu de monnaie pour le distributeur de café (pour le papa) et le vestiaire
- 1 veste style polaire et 1 paire de grosses chaussettes pour les frileuses
- 1 brumisateur d'eau minérale
- lecteur MP4 ou CD si la salle de travail est équipée d'un lecteur
- vos lunettes (si vous portez des lentilles)

Check-list administrative

- votre dossier médical : carnet de maternité, derniers résultats d'analyses et d'examens, lettre du médecin, fiche d'anesthésiste
- livret de famille ou reconnaissance anticipée pour les couples non mariés
- carte de groupe sanguin avec facteur Rhésus
- carte Vitale + attestation et carte mutuelle
- pièce d'identité
- numéro d'allocations familiales

Check-list séjour

- 3 chemises de nuit ouvertes sur le devant (pour faciliter l'allaitement)
- robe de chambre/peignoir et chaussons
- 2 serviettes* et gants de toilettes
- 1 vingtaine de slips jetables (ne prenez pas le risque de tacher votre jolie lingerie !)
- serviettes hygiéniques* (maxi nuit)
- trousse de toilette avec vos produits habituels + savon doux désinfectant + sèche-cheveux
- mouchoirs en papier
- bouchons d'oreilles
- appareil photo, carnet d'adresses, livre, papier, stylo, smartphone + chargeur, journaux...

Check-list bébé

- 3 brassières en laine ou petits gilets chauds
- 6 à 8 bodies et 4 à 5 pyjamas en coton
- 1 turbulette/gigoteuse* + 1 petite couverture polaire
- 5 paires de chaussons ou chaussettes
- 1 tenue pour la sortie adaptée à la saison
- 1 bonnet en coton pour l'intérieur + 1 bonnet et des moufles en laine s'il fait froid dehors
- 5 bavoirs (à Velcro), 4 serviettes de bain*, 6 couches lavables en molleton
- gel lavant, coton, lingettes, crème pour le change, brosse à cheveux et couches* (3-5 kg)
- siège auto + poussette adaptés pour tout-petits !

Check-list allaitement

- 2 soutiens-gorges d'allaitement (1 à 2 bonnets au-dessus de la taille de fin de grossesse !)
- 1 paquet de coussinets d'allaitement
- 2 coques d'allaitement
- 1 tube de pommade à base de lanoline purifiée pour application sur les mamelons*
- compresses*

Les points de check-list marqués par une * sont parfois fournis par la maternité. Renseignez-vous en amont pour alléger votre bagage !

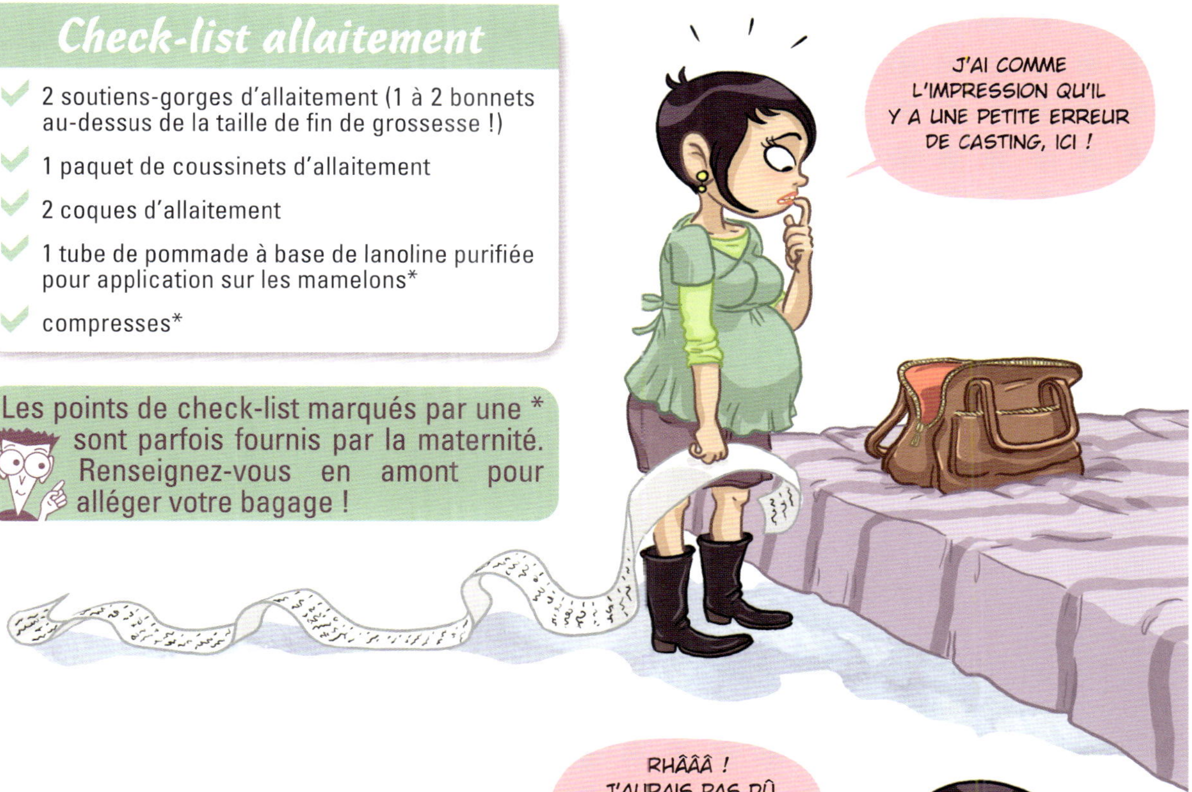
J'AI COMME L'IMPRESSION QU'IL Y A UNE PETITE ERREUR DE CASTING, ICI !

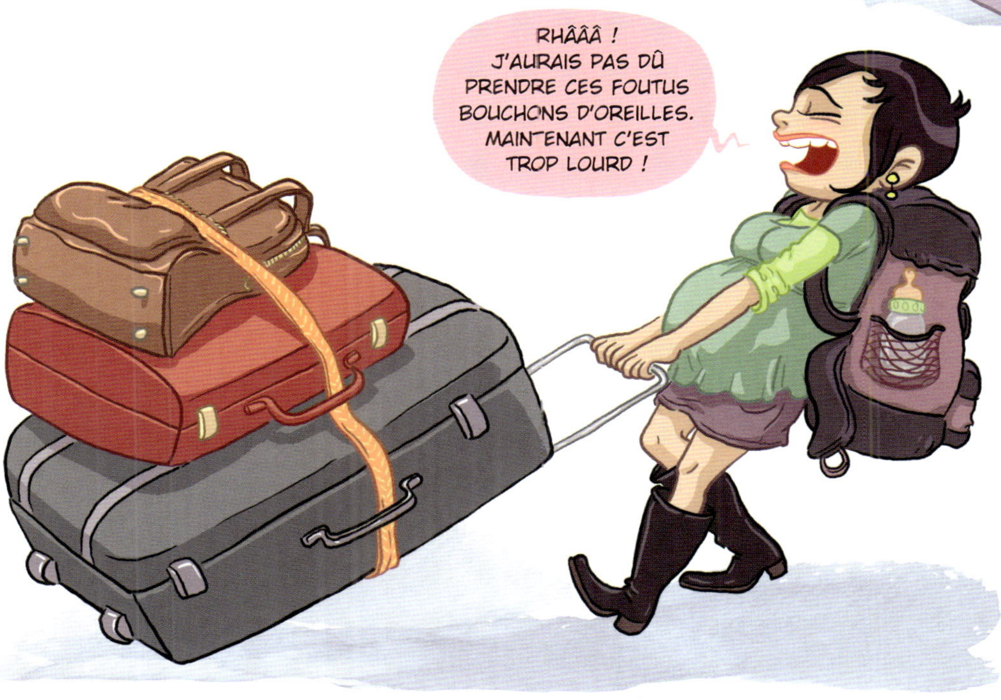
RHÂÂÂ ! J'AURAIS PAS DÛ PRENDRE CES FOUTUS BOUCHONS D'OREILLES. MAINTENANT C'EST TROP LOURD !

ASTUCE

Préparez vos affaires pour la maternité au moins 15 jours avant le terme. Comme ça, vous ne serez pas pris de court le jour J et pourrez partir sans stress !

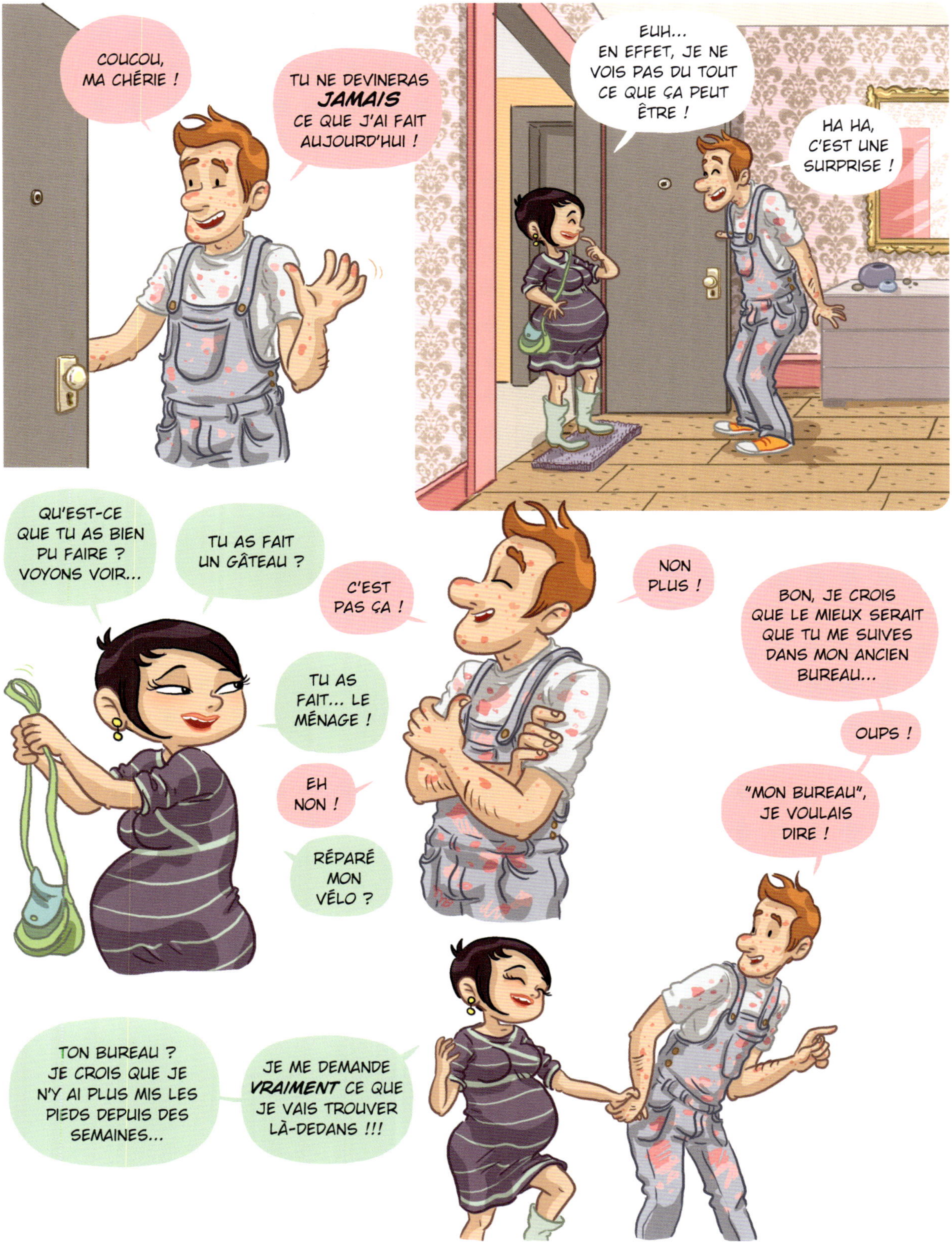

COUCOU, MA CHÉRIE !
TU NE DEVINERAS **JAMAIS** CE QUE J'AI FAIT AUJOURD'HUI !
EUH... EN EFFET, JE NE VOIS PAS DU TOUT CE QUE ÇA PEUT ÊTRE !
HA HA, C'EST UNE SURPRISE !
QU'EST-CE QUE TU AS BIEN PU FAIRE ? VOYONS VOIR...
TU AS FAIT UN GÂTEAU ?
C'EST PAS ÇA !
NON PLUS !
TU AS FAIT... LE MÉNAGE !
EH NON !
RÉPARÉ MON VÉLO ?
BON, JE CROIS QUE LE MIEUX SERAIT QUE TU ME SUIVES DANS MON ANCIEN BUREAU...
OUPS !
"MON BUREAU", JE VOULAIS DIRE !
TON BUREAU ? JE CROIS QUE JE N'Y AI PLUS MIS LES PIEDS DEPUIS DES SEMAINES...
JE ME DEMANDE **VRAIMENT** CE QUE JE VAIS TROUVER LÀ-DEDANS !!!

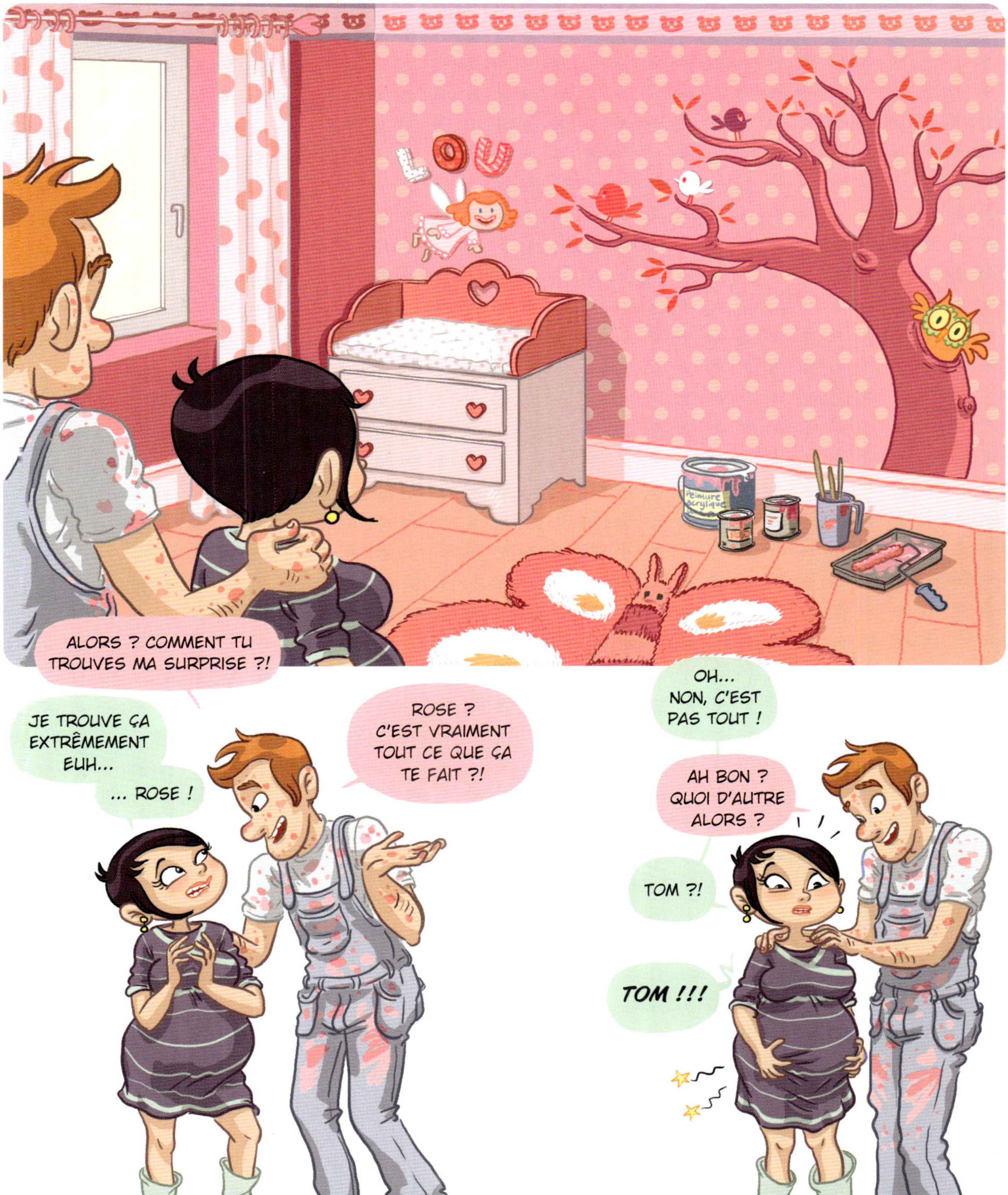
LOU
Peinture acrylique
ALORS ? COMMENT TU TROUVES MA SURPRISE ?!
JE TROUVE ÇA EXTRÊMEMENT EUH...
... ROSE !
ROSE ? C'EST VRAIMENT TOUT CE QUE ÇA TE FAIT ?!
OH... NON, C'EST PAS TOUT !
AH BON ? QUOI D'AUTRE ALORS ?
TOM ?!
TOM !!!

À RETENIR

On ne peut pas dire avec certitude ce qui déclenche un accouchement. Est-ce le bébé ? Est-ce la mère ? Est-ce la Lune ? Ou est-ce peut-être un événement extérieur, comme une chambre trop rose ?

8

CHAPITRE

LE GRAND JOUR

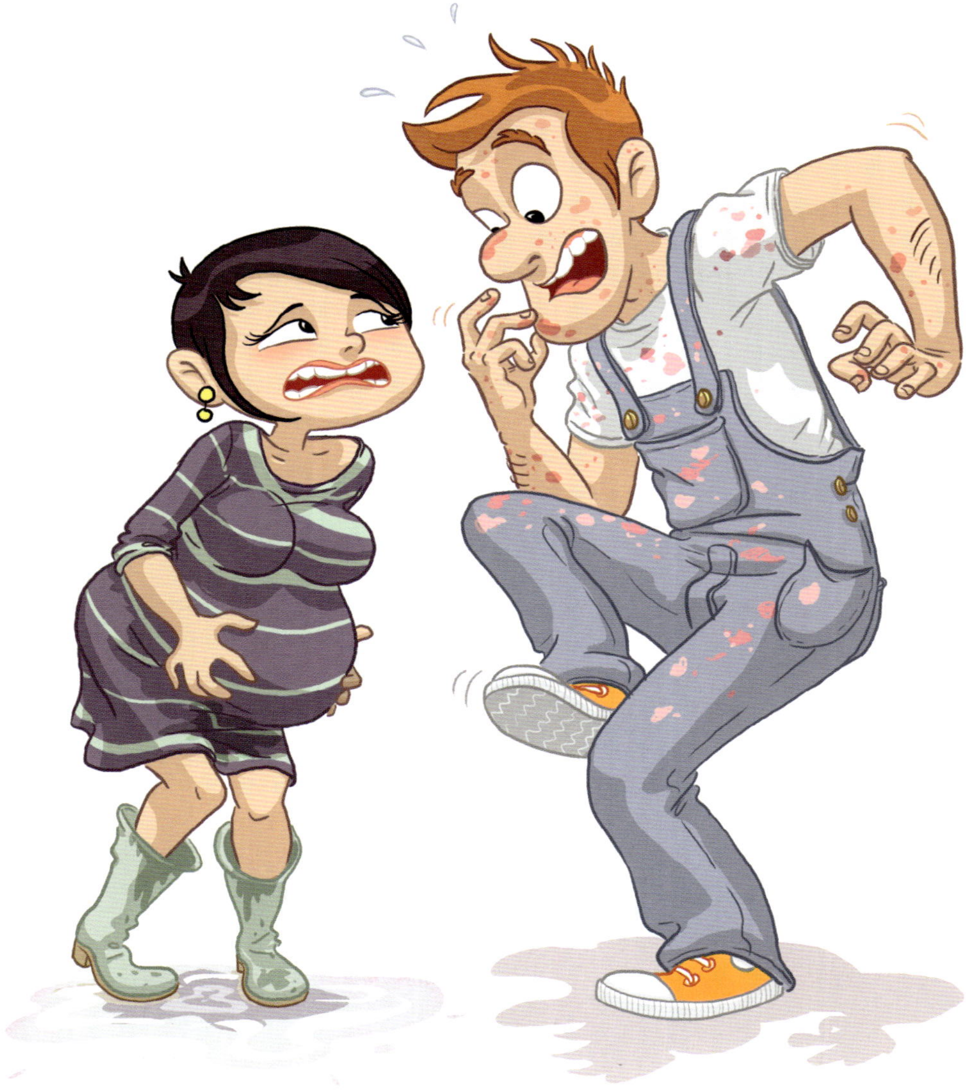

C'est parti !

Votre médecin et la sage-femme qui vous ont suivie jusqu'au terme vous l'auront dit et redit : une rupture de la poche des eaux sonne toujours le départ pour la maternité, que vous ayez déjà de fortes contractions ou non ! Cela peut arriver n'importe où et n'importe quand. Ne culpabilisez donc pas si vous inondez le nouveau canapé d'une copine, le coûteux tapis de belle-maman ou le fauteuil d'un salon de thé ! Mais tous les accouchements ne débutent pas avec la perte des eaux. Comment sait-on alors que le travail a commencé ?

Ces derniers jours (ou peut-être même semaines), vous avez fait la connaissance des contractions. Au début, elles ne se manifestent que par un durcissement du ventre sans être douloureuses. Quand le travail a démarré, les contractions servent à effacer petit à petit le col de l'utérus. Leurs fréquence, durée et ampleur changent donc par rapport à ce que vous connaissiez. Elles deviennent gênantes, puis douloureuses, ne changent pas si vous changez de position et durent de 40 à 60 secondes à des intervalles réguliers de quelques minutes. Eh oui, à côté de celles-là, les petites contractions préparatoires c'était du pipi de chat !

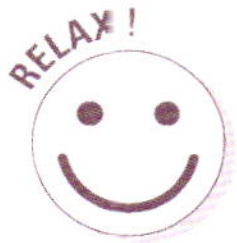
RELAX !

Vos contractions deviennent douloureuses ? Ne vous précipitez pas tout de suite à la maternité. S'il s'agit de votre première grossesse, sachez que l'accouchement peut durer entre 12 et 14 heures. Vous avez donc le temps de vous préparer tranquillement, de prendre un bain ou une douche, sauf, et l'on ne le rappelle pas assez souvent, si vous avez perdu les eaux !

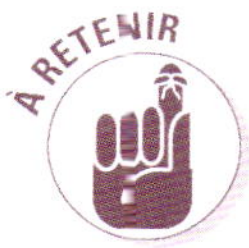
À RETENIR

Quand vous arrivez enfin à la maternité, présentez-vous d'abord au bureau des entrées afin que l'on puisse vous attribuer une chambre. Comme ça, vous vous installez avec vos affaires et pouvez vous changer pour l'accouchement : un T-shirt large ou une chemise de nuit pas trop longue feront l'affaire.

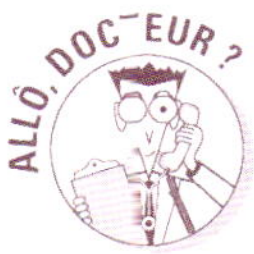
ALLÔ, DOCTEUR ?

Si vous avez perdu les eaux ou si vous ne vous sentez pas bien, quelle qu'en soit la raison, parlez-en immédiatement à la sage-femme ou au médecin de service. On vous fera tout de suite un monitoring pour vérifier les battements de cœur du bébé.

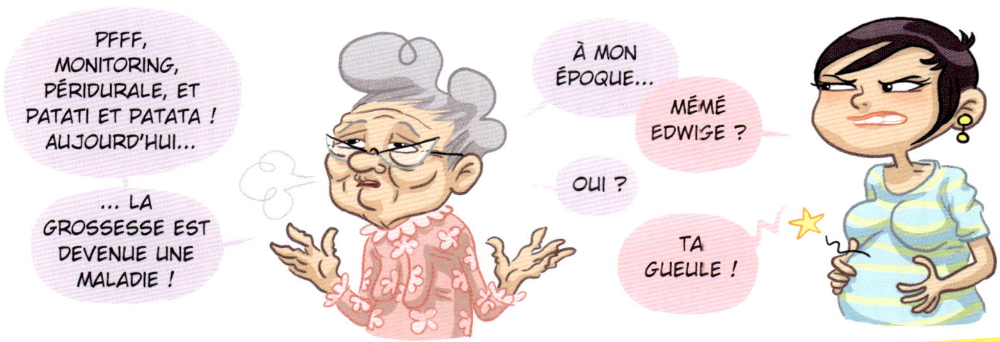
PFFF, MONITORING, PÉRIDURALE, ET PATATI ET PATATA ! AUJOURD'HUI...
... LA GROSSESSE EST DEVENUE UNE MALADIE !
À MON ÉPOQUE...
MÉMÉ EDWIGE ?
OUI ?
TA GUEULE !

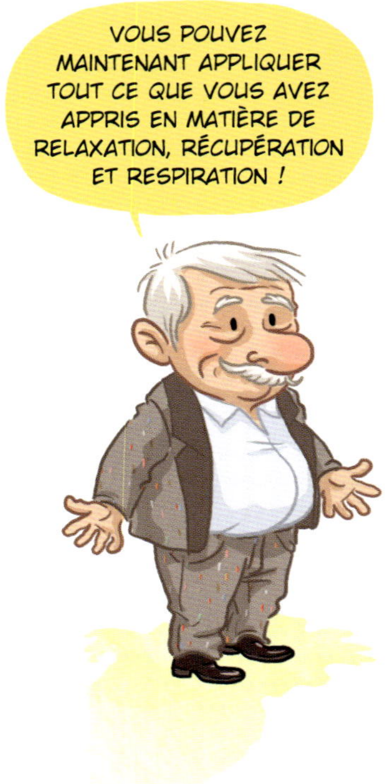
VOUS POUVEZ MAINTENANT APPLIQUER TOUT CE QUE VOUS AVEZ APPRIS EN MATIÈRE DE RELAXATION, RÉCUPÉRATION ET RESPIRATION !

Les 3 périodes de l'accouchement :

✔ LA DILATATION

Cette première période est la plus longue. Lors d'un premier accouchement, elle dure en moyenne 11 heures. La dilatation se divise elle-même en 3 phases. Pendant la **phase latente**, le col de l'utérus s'efface progressivement et s'ouvre enfin de 3 à 4 cm. Les contractions surviennent toutes les 5 à 20 minutes et durent de 30 à 45 secondes.

La **phase active** est plus courte (environ 5 heures pour un premier bébé). Les contractions se rapprochent (toutes les 3 à 5 minutes) et durent plus longtemps (de 45 à 60 secondes). Si vous n'habitez pas trop loin de la maternité, c'est le moment de vous mettre en route ! Le col se dilate de 4 à 9 cm.

La **phase de transition** fait partie de la phase active. Elle est plus difficile à endurer car les contractions sont maintenant très fortes et très rapprochées (toutes les 3 minutes). Le col atteint son ouverture maximale de 10 cm. Ne poussez pas avant d'avoir le feu vert de la sage-femme !

✔ L'EXPULSION

Cette deuxième période de l'accouchement commence au moment où votre col est arrivé à sa dilatation maximale et se termine par la naissance du bébé. Elle dure environ une heure. Enfin, vous avez le droit de pousser ! Dans la plupart des cas, on vous installe alors sur le dos afin que le médecin et la sage-femme puissent mieux voir l'arrivée du bébé !

✔ LA DÉLIVRANCE

La dernière phase de l'accouchement ne dépasse pas 20 minutes. C'est l'expulsion du placenta. Il faut encore pousser pendant quelques minutes, mais les contractions sont nettement moins fortes !

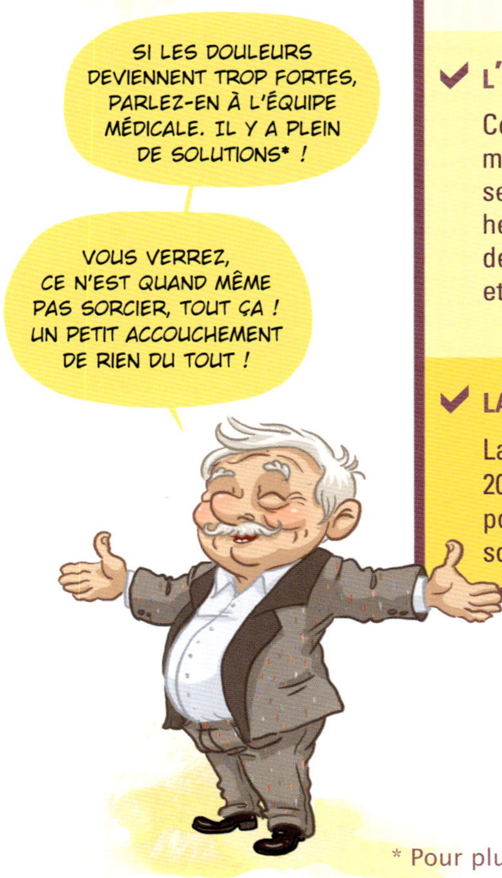
SI LES DOULEURS DEVIENNENT TROP FORTES, PARLEZ-EN À L'ÉQUIPE MÉDICALE. IL Y A PLEIN DE SOLUTIONS* !
VOUS VERREZ, CE N'EST QUAND MÊME PAS SORCIER, TOUT ÇA ! UN PETIT ACCOUCHEMENT DE RIEN DU TOUT !

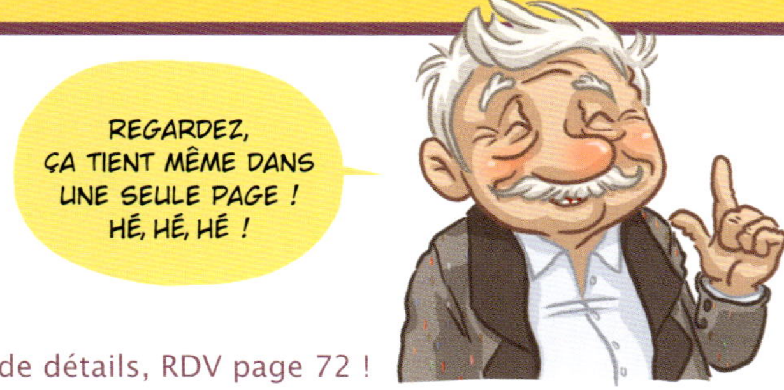
REGARDEZ, ÇA TIENT MÊME DANS UNE SEULE PAGE ! HÉ, HÉ, HÉ !

* Pour plus de détails, RDV page 72 !

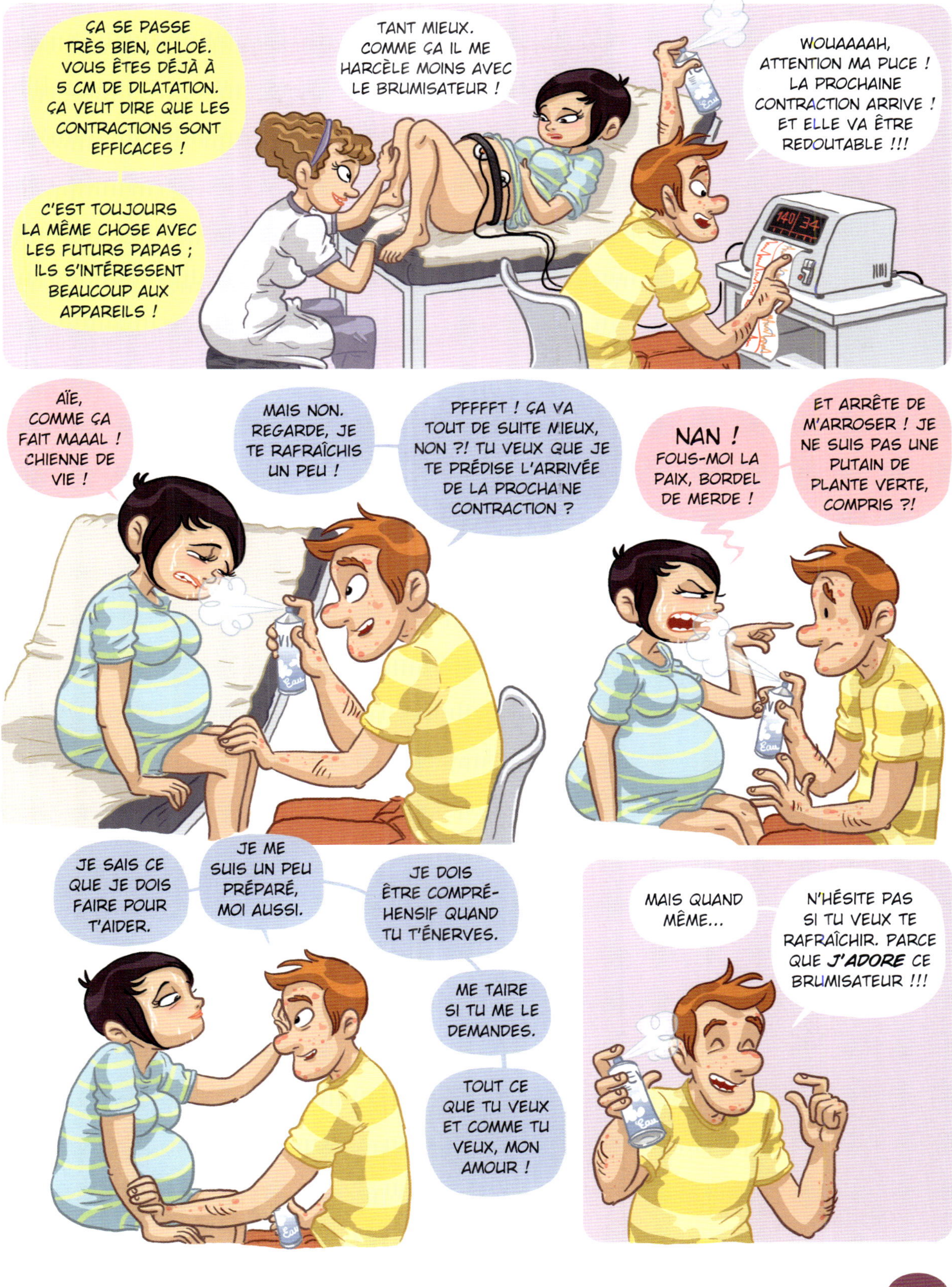
ÇA SE PASSE TRÈS BIEN, CHLOÉ. VOUS ÊTES DÉJÀ À 5 CM DE DILATATION. ÇA VEUT DIRE QUE LES CONTRACTIONS SONT EFFICACES !
C'EST TOUJOURS LA MÊME CHOSE AVEC LES FUTURS PAPAS ; ILS S'INTÉRESSENT BEAUCOUP AUX APPAREILS !
TANT MIEUX. COMME ÇA IL ME HARCÈLE MOINS AVEC LE BRUMISATEUR !
WOUAAAAH, ATTENTION MA PUCE ! LA PROCHAINE CONTRACTION ARRIVE ! ET ELLE VA ÊTRE REDOUTABLE !!!
AÏE, COMME ÇA FAIT MAAAL ! CHIENNE DE VIE !
MAIS NON. REGARDE, JE TE RAFRAÎCHIS UN PEU !
PFFFFT ! ÇA VA TOUT DE SUITE MIEUX, NON ?! TU VEUX QUE JE TE PRÉDISE L'ARRIVÉE DE LA PROCHAINE CONTRACTION ?
NAN ! FOUS-MOI LA PAIX, BORDEL DE MERDE !
ET ARRÊTE DE M'ARROSER ! JE NE SUIS PAS UNE PUTAIN DE PLANTE VERTE, COMPRIS ?!
JE SAIS CE QUE JE DOIS FAIRE POUR T'AIDER.
JE ME SUIS UN PEU PRÉPARÉ, MOI AUSSI.
JE DOIS ÊTRE COMPRÉHENSIF QUAND TU T'ÉNERVES.
ME TAIRE SI TU ME LE DEMANDES.
TOUT CE QUE TU VEUX ET COMME TU VEUX, MON AMOUR !
MAIS QUAND MÊME...
N'HÉSITE PAS SI TU VEUX TE RAFRAÎCHIR. PARCE QUE ***J'ADORE*** CE BRUMISATEUR !!!

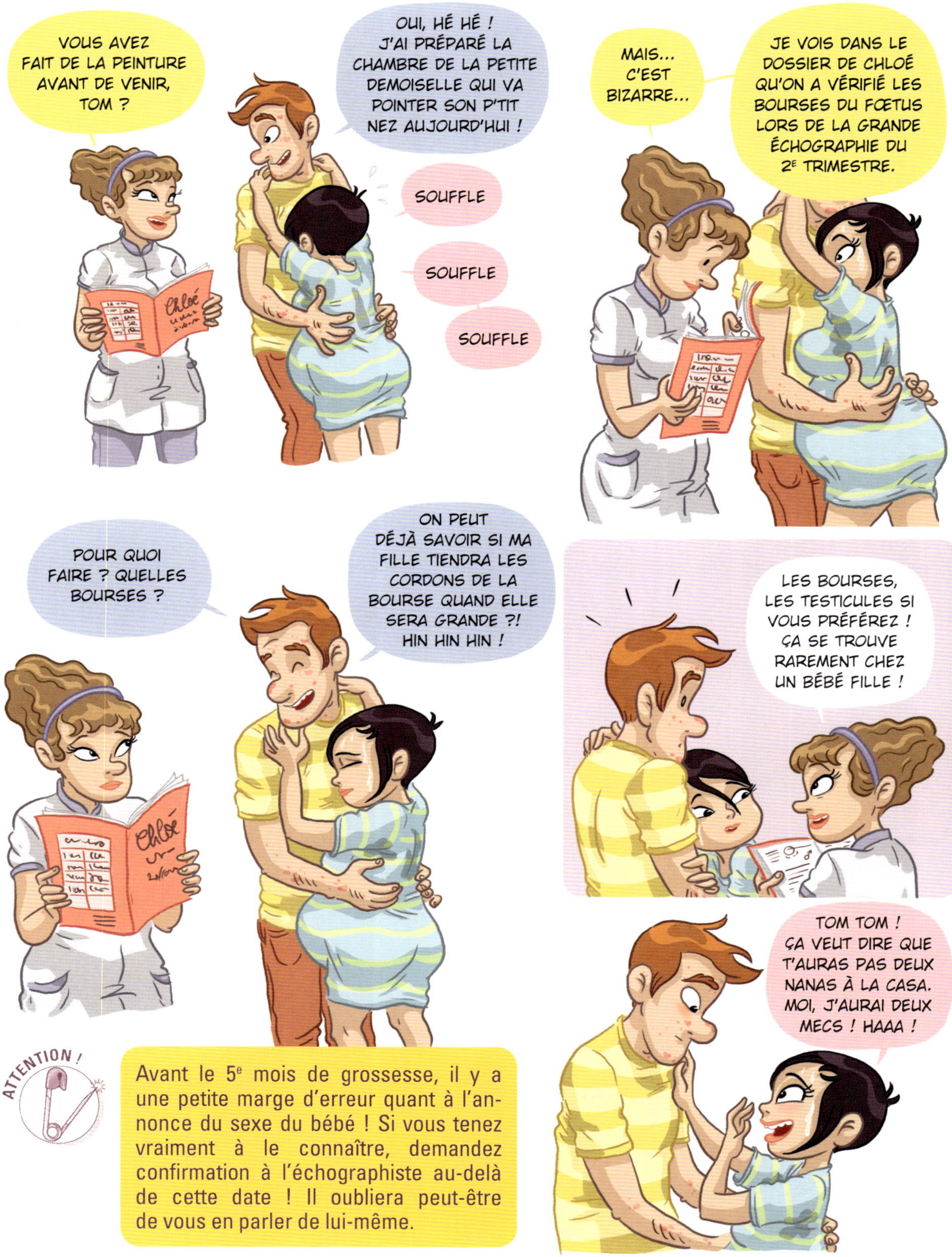
VOUS AVEZ FAIT DE LA PEINTURE AVANT DE VENIR, TOM ?
OUI, HÉ HÉ ! J'AI PRÉPARÉ LA CHAMBRE DE LA PETITE DEMOISELLE QUI VA POINTER SON P'TIT NEZ AUJOURD'HUI !
SOUFFLE
SOUFFLE
SOUFFLE
MAIS... C'EST BIZARRE...
JE VOIS DANS LE DOSSIER DE CHLOÉ QU'ON A VÉRIFIÉ LES BOURSES DU FŒTUS LORS DE LA GRANDE ÉCHOGRAPHIE DU 2E TRIMESTRE.
POUR QUOI FAIRE ? QUELLES BOURSES ?
ON PEUT DÉJÀ SAVOIR SI MA FILLE TIENDRA LES CORDONS DE LA BOURSE QUAND ELLE SERA GRANDE ?! HIN HIN HIN !
LES BOURSES, LES TESTICULES SI VOUS PRÉFÉREZ ! ÇA SE TROUVE RAREMENT CHEZ UN BÉBÉ FILLE !
TOM TOM ! ÇA VEUT DIRE QUE T'AURAS PAS DEUX NANAS À LA CASA. MOI, J'AURAI DEUX MECS ! HAAA !

ATTENTION !

Avant le 5e mois de grossesse, il y a une petite marge d'erreur quant à l'annonce du sexe du bébé ! Si vous tenez vraiment à le connaître, demandez confirmation à l'échographiste au-delà de cette date ! Il oubliera peut-être de vous en parler de lui-même.

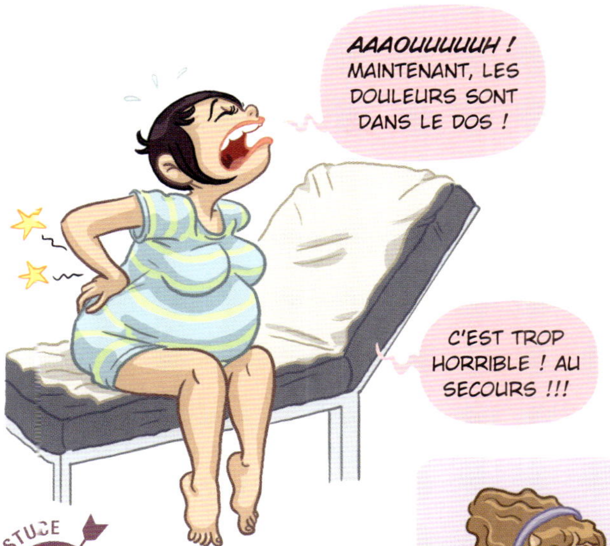
AAAOUUUUUH ! MAINTENANT, LES DOULEURS SONT DANS LE DOS !
C'EST TROP HORRIBLE ! AU SECOURS !!!

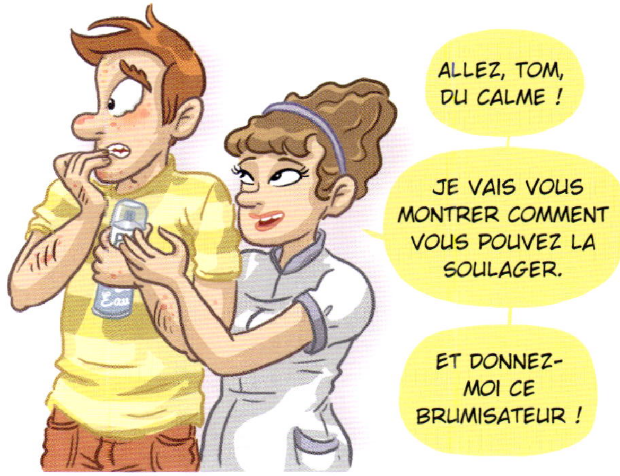
ALLEZ, TOM, DU CALME !
JE VAIS VOUS MONTRER COMMENT VOUS POUVEZ LA SOULAGER.
ET DONNEZ-MOI CE BRUMISATEUR !
Eau

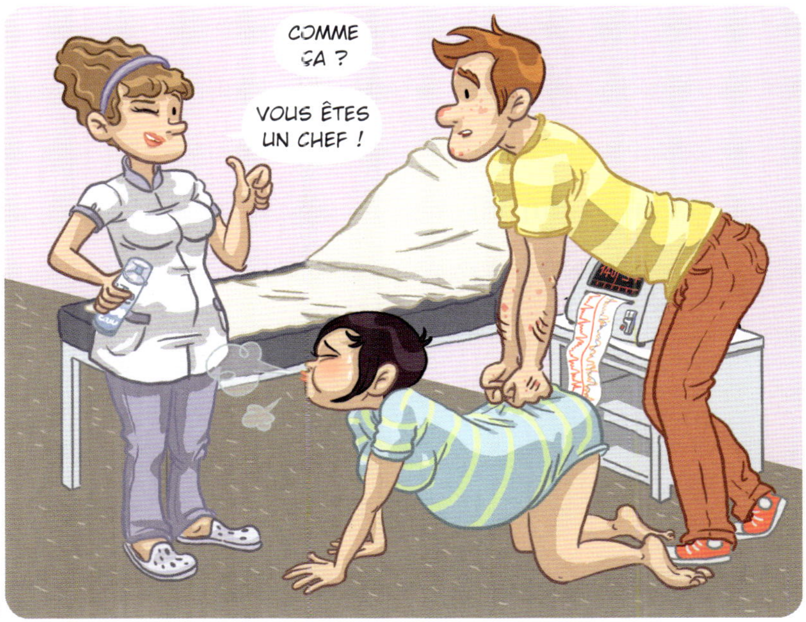
COMME ÇA ?
VOUS ÊTES UN CHEF !

ASTUCE

Aïe aïe aïe !

Essayez de changer de position pour voir dans laquelle vous souffrez le moins. Marchez, couchez-vous, mettez-vous à quatre pattes et respirez bien ! Quant aux maux de dos, votre partenaire peut appuyer avec ses deux poings sur les endroits les plus douloureux...

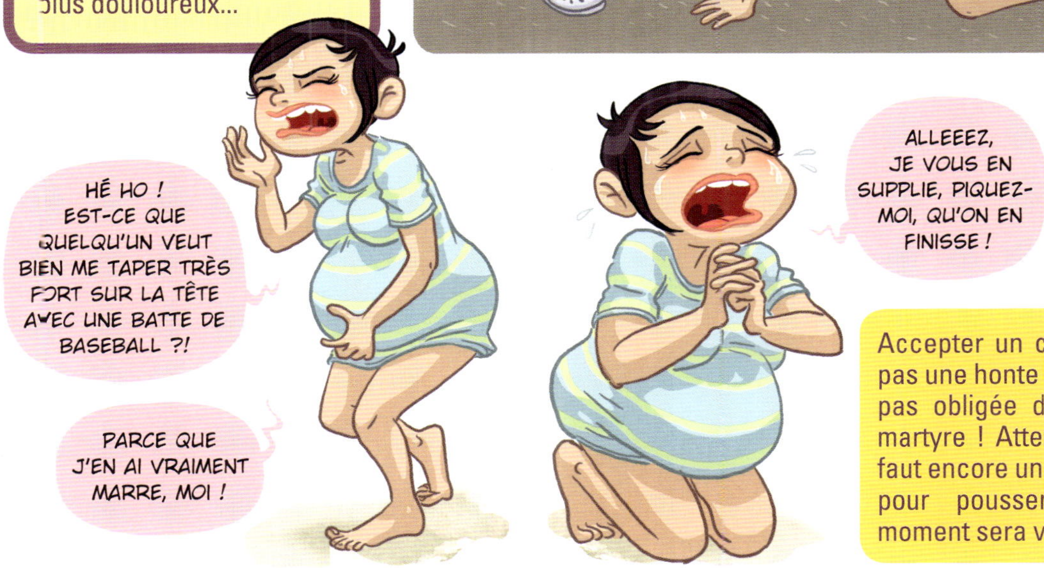
HÉ HO ! EST-CE QUE QUELQU'UN VEUT BIEN ME TAPER TRÈS FORT SUR LA TÊTE AVEC UNE BATTE DE BASEBALL ?!
PARCE QUE J'EN AI VRAIMENT MARRE, MOI !
ALLEEEZ, JE VOUS EN SUPPLIE, PIQUEZ-MOI, QU'ON EN FINISSE !

RELAX !

Accepter un calmant n'est pas une honte ! Vous n'êtes pas obligée de souffrir le martyre ! Attention, il vous faut encore un peu de force pour pousser quand le moment sera venu !

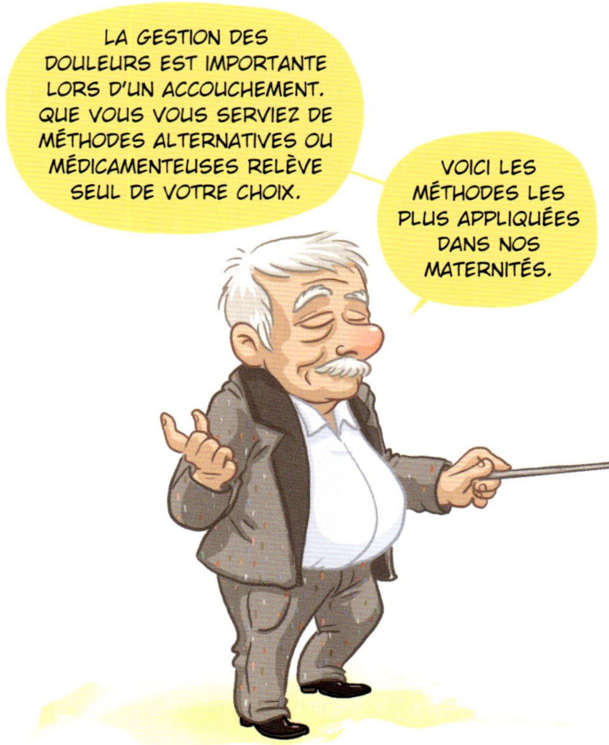
LA GESTION DES DOULEURS EST IMPORTANTE LORS D'UN ACCOUCHEMENT. QUE VOUS VOUS SERVIEZ DE MÉTHODES ALTERNATIVES OU MÉDICAMENTEUSES RELÈVE SEUL DE VOTRE CHOIX.
VOICI LES MÉTHODES LES PLUS APPLIQUÉES DANS NOS MATERNITÉS.

MÉDICAMENTS SYSTÉMIQUES

Dérivés morphiniques injectés toutes les 2 à 4 heures par voie intraveineuse.

ANESTHÉSIES LOCO-RÉGIONALES

Péridurale et rachidienne : ces deux méthodes nécessitent la présence d'un anesthésiste compétent. Il s'agit d'introduire un cathéter, à hauteur des vertèbres lombaires, dans l'espace autour de la membrane qui enveloppe la moelle épinière (péridurale) ou sous la membrane (rachidienne, en cas de césarienne). Par ce petit tuyau, un produit est injecté qui endort les douleurs de la zone sensible.

Anesthésie des nerfs du périnée : le produit est injecté de façon très localisée par le vagin. Seules les douleurs de l'expulsion sont endormies, pas celles des contractions.

Inhalations : la future maman respire dans un masque un mélange euphorisant qui détend en atténuant les douleurs.

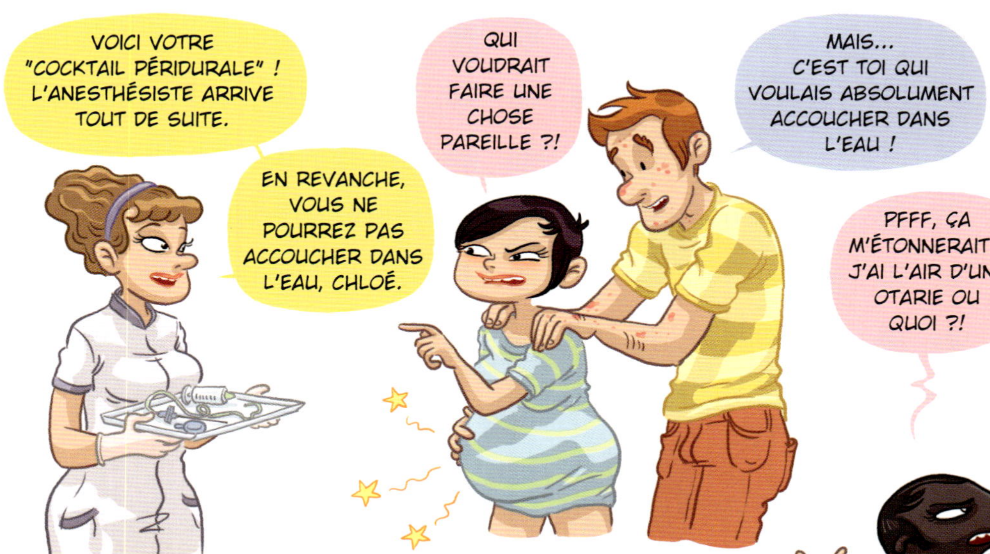
VOICI VOTRE "COCKTAIL PÉRIDURALE" ! L'ANESTHÉSISTE ARRIVE TOUT DE SUITE.
EN REVANCHE, VOUS NE POURREZ PAS ACCOUCHER DANS L'EAU, CHLOÉ.
QUI VOUDRAIT FAIRE UNE CHOSE PAREILLE ?!
MAIS... C'EST TOI QUI VOULAIS ABSOLUMENT ACCOUCHER DANS L'EAU !

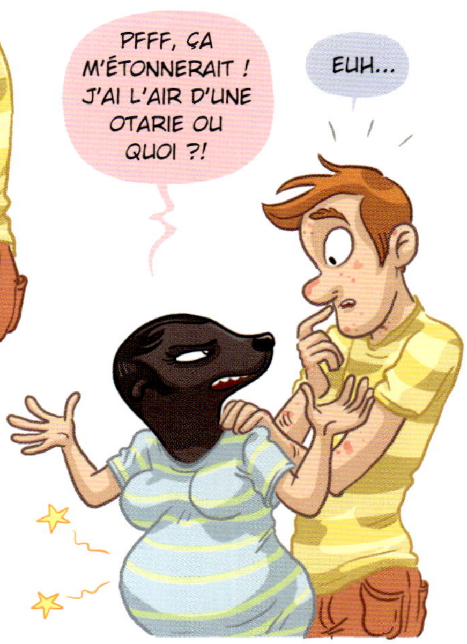
PFFF, ÇA M'ÉTONNERAIT ! J'AI L'AIR D'UNE OTARIE OU QUOI ?!
EUH...

RELAX !

Certaines femmes redoutent la péridurale à cause de la longue aiguille qui pénètre dans le dos. N'ayez crainte, la zone est anesthésiée localement avant la piqûre ! Suivant la dose injectée, vous sentirez vos jambes fourmiller un peu et, surtout, un soulagement quasi immédiat des douleurs ! Parfois, votre mobilité est réduite quelques heures durant.

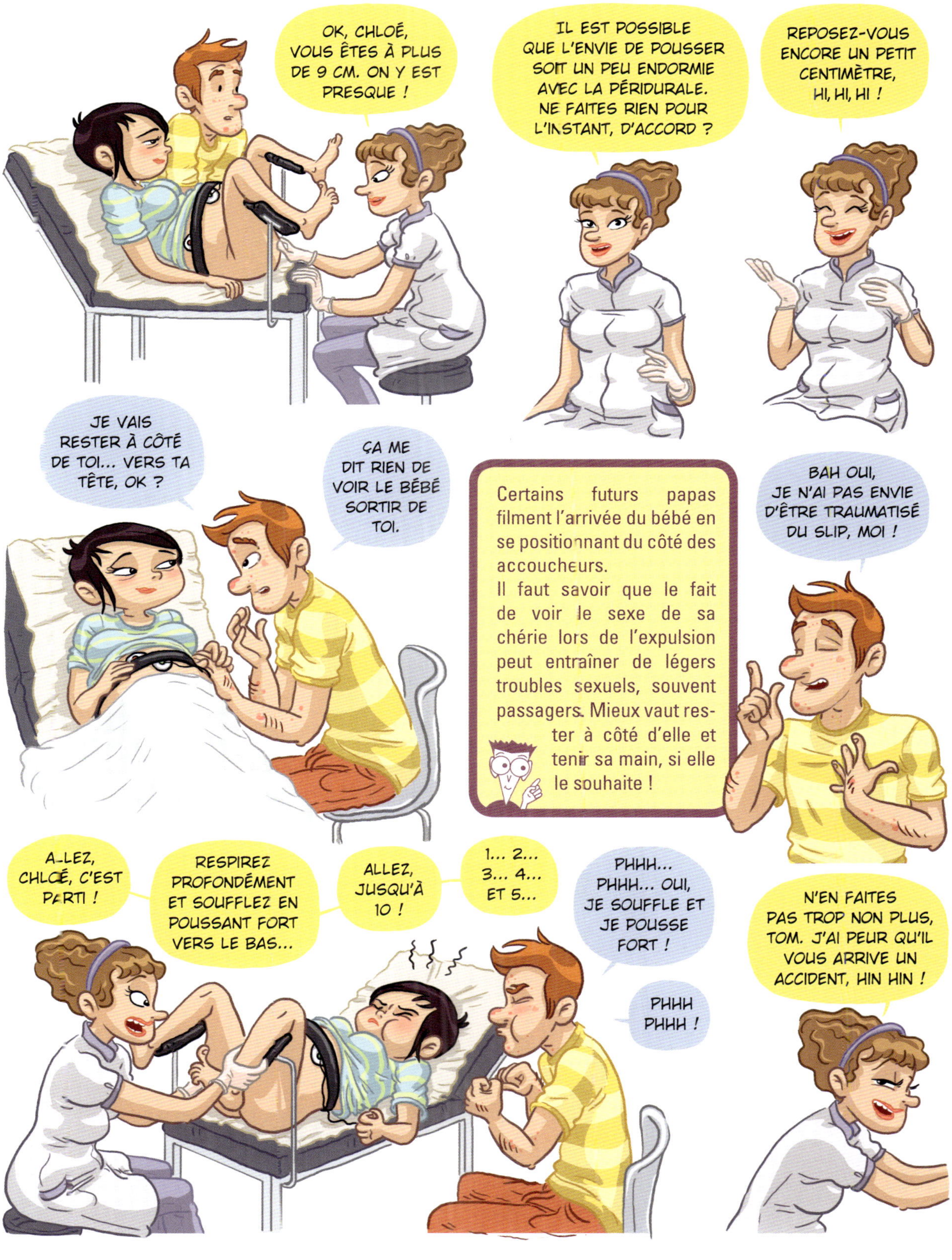
OK, CHLOÉ, VOUS ÊTES À PLUS DE 9 CM. ON Y EST PRESQUE !
IL EST POSSIBLE QUE L'ENVIE DE POUSSER SOIT UN PEU ENDORMIE AVEC LA PÉRIDURALE. NE FAITES RIEN POUR L'INSTANT, D'ACCORD ?
REPOSEZ-VOUS ENCORE UN PETIT CENTIMÈTRE, HI, HI, HI !
JE VAIS RESTER À CÔTÉ DE TOI... VERS TA TÊTE, OK ?
ÇA ME DIT RIEN DE VOIR LE BÉBÉ SORTIR DE TOI.
Certains futurs papas filment l'arrivée du bébé en se positionnant du côté des accoucheurs.
Il faut savoir que le fait de voir le sexe de sa chérie lors de l'expulsion peut entraîner de légers troubles sexuels, souvent passagers. Mieux vaut rester à côté d'elle et tenir sa main, si elle le souhaite !
BAH OUI, JE N'AI PAS ENVIE D'ÊTRE TRAUMATISÉ DU SLIP, MOI !
ALLEZ, CHLOÉ, C'EST PARTI !
RESPIREZ PROFONDÉMENT ET SOUFFLEZ EN POUSSANT FORT VERS LE BAS...
ALLEZ, JUSQU'À 10 !
1... 2... 3... 4... ET 5...
PHHH... PHHH... OUI, JE SOUFFLE ET JE POUSSE FORT !
PHHH PHHH !
N'EN FAITES PAS TROP NON PLUS, TOM. J'AI PEUR QU'IL VOUS ARRIVE UN ACCIDENT, HIN HIN !

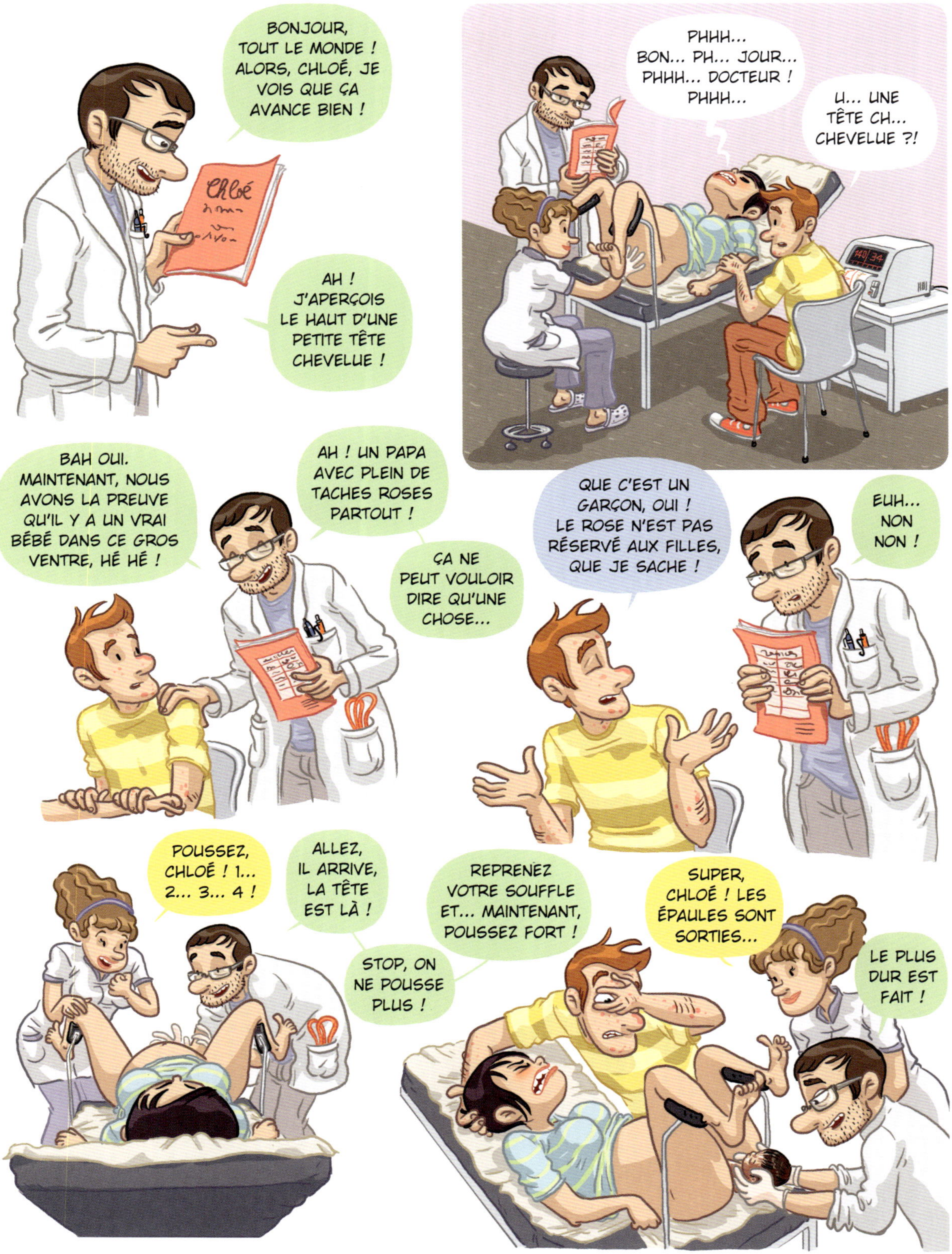
BONJOUR, TOUT LE MONDE ! ALORS, CHLOÉ, JE VOIS QUE ÇA AVANCE BIEN !
Chloé
AH ! J'APERÇOIS LE HAUT D'UNE PETITE TÊTE CHEVELUE !
PHHH... BON... PH... JOUR... PHHH... DOCTEUR ! PHHH...
U... UNE TÊTE CH... CHEVELUE ?!
BAH OUI. MAINTENANT, NOUS AVONS LA PREUVE QU'IL Y A UN VRAI BÉBÉ DANS CE GROS VENTRE, HÉ HÉ !
AH ! UN PAPA AVEC PLEIN DE TACHES ROSES PARTOUT !
ÇA NE PEUT VOULOIR DIRE QU'UNE CHOSE...
QUE C'EST UN GARÇON, OUI ! LE ROSE N'EST PAS RÉSERVÉ AUX FILLES, QUE JE SACHE !
EUH... NON NON !
POUSSEZ, CHLOÉ ! 1... 2... 3... 4 !
ALLEZ, IL ARRIVE, LA TÊTE EST LÀ !
STOP, ON NE POUSSE PLUS !
REPRENEZ VOTRE SOUFFLE ET... MAINTENANT, POUSSEZ FORT !
SUPER, CHLOÉ ! LES ÉPAULES SONT SORTIES...
LE PLUS DUR EST FAIT !

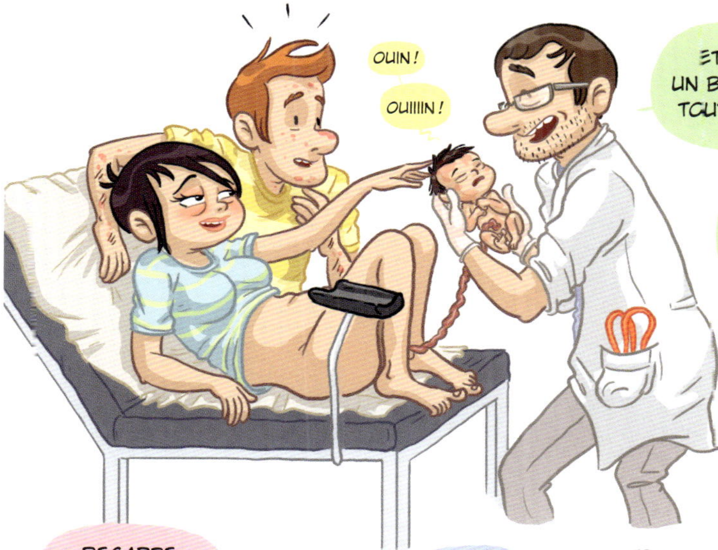

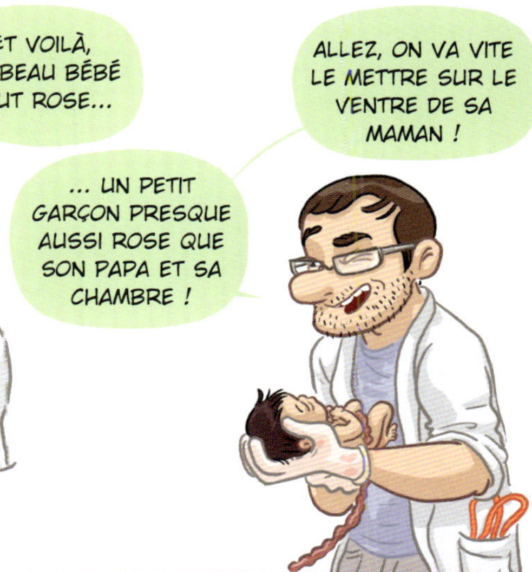

ALLÔ, DOCTEUR ?

En clinique, c'est le médecin qui finit l'accouchement. À l'hôpital, il n'est appelé qu'en cas de complication.

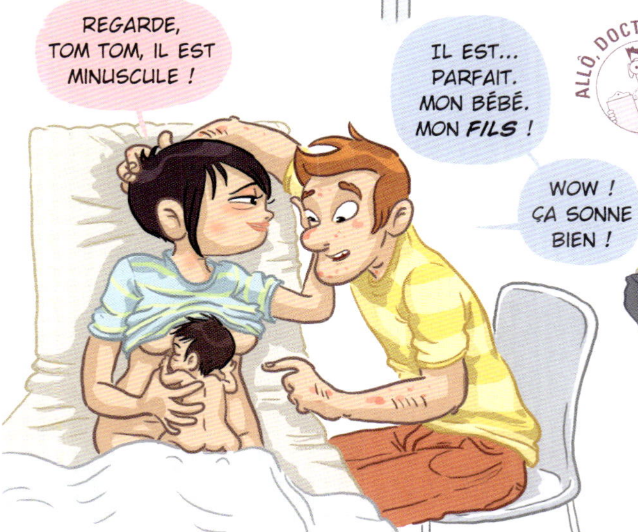

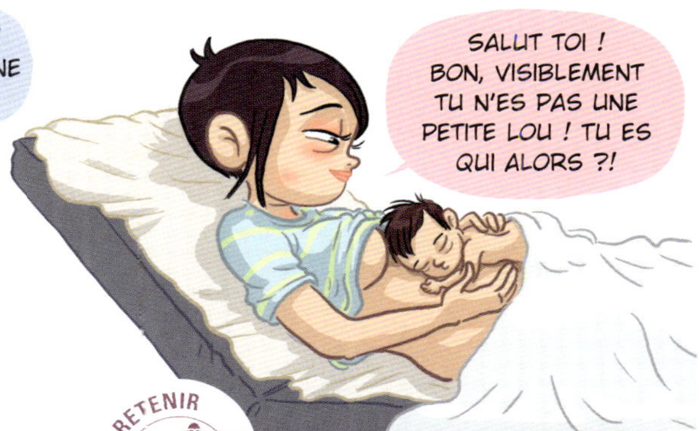

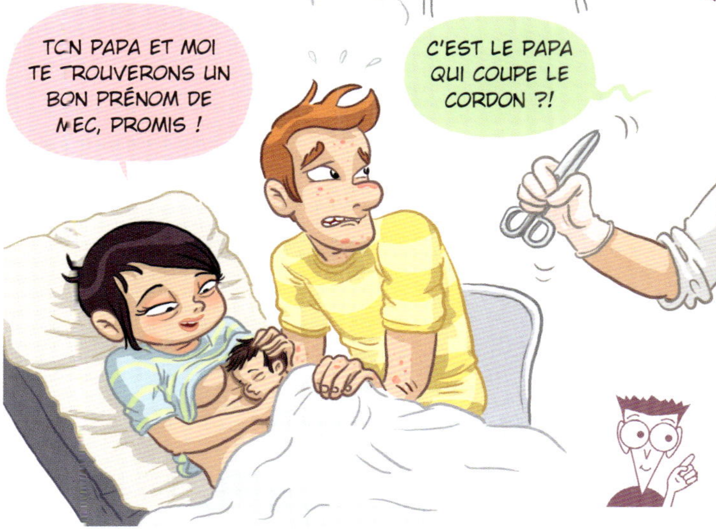

À RETENIR

Couic couic !

En général, le bébé reste « branché » au placenta encore quelques minutes après la naissance. Les accoucheurs peuvent ensuite proposer au papa de couper le cordon. C'est un acte séparateur fort symbolique et complètement indolore pour la mère et le bébé, sachant que le cordon ombilical n'a pas de terminaisons nerveuses ! Vous n'êtes bien évidemment pas obligé d'accepter !

Nous avons décidé de nous concentrer entièrement sur le bébé et de ne pas dessiner la phase de la délivrance pour le côté très peu photogénique du placenta !

CHAPITRE 9

ENFIN PARENTS

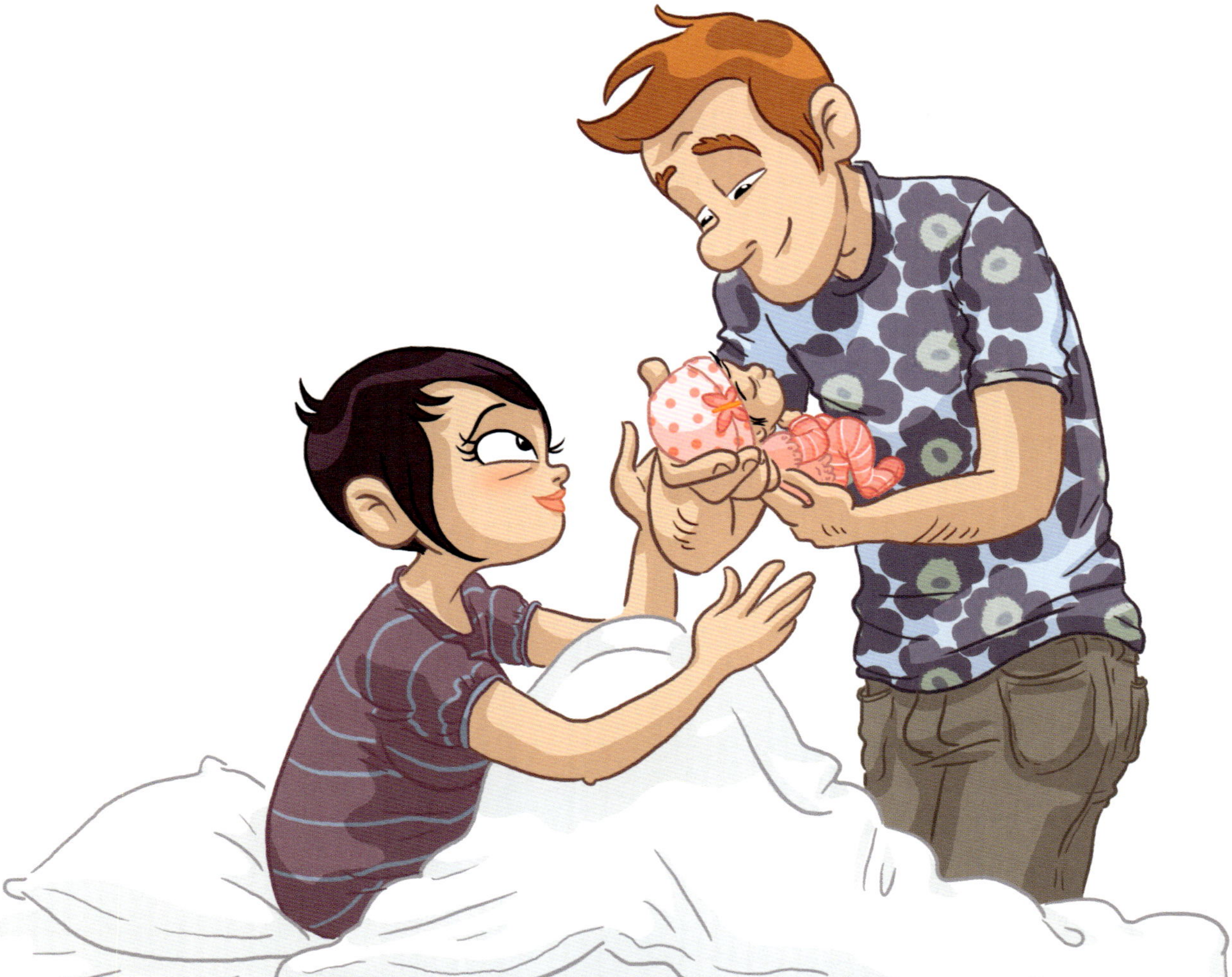

Une petite famille est née !

Sans doute êtes-vous submergés par l'émotion. Ça y est ! La grossesse a touché à son terme, un petit morveux a poussé son premier cri. Nettoyé, séché, mesuré, langé, « étiqueté » et, éventuellement, rechauffé un petit moment dans une couveuse, il a atterri de nouveau dans vos bras. Certaines maternités pratiquent le « saucissonnage » du nourrisson ; ce dernier est enveloppé dans un bandage large qui lui plaque les bras sur la poitrine. On peut faire cela pour le rassurer, son petit corps n'ayant pas encore l'habitude de l'espace vide autour de lui.

ATTENTION !

Hors du ventre, le nouveau-né perd vite de sa chaleur. Le « peau à peau » reste le meilleur moyen pour le réchauffer. Mettez-lui une couche et un petit bonnet en plus afin qu'il ne se refroidisse pas par la tête !

À RETENIR

1 puis 5 minutes après la naissance, la santé du bébé est évaluée en fonction de plusieurs critères (test d'Apgar). On vérifie rythme cardiaque, respiration, tonus musculaire, etc. en donnant à chaque fois une note de 0 à 2. Le résultat n'a rien à voir avec son QI mais détermine s'il a besoin de soins particuliers !

RELAX !

Il arrive qu'un nouveau-né soit recouvert d'un doux duvet sur tout le corps, qu'il présente des taches rouges d'irritation, des petits vaisseaux sanguins éclatés, de l'acné néonatale ou une légère déformation du crâne. Toutes ces petites imperfections disparaîtront rapidement. Vous ne les avez même pas remarquées ? C'est tout à fait possible... De toute façon, c'est le plus beau bébé du monde !

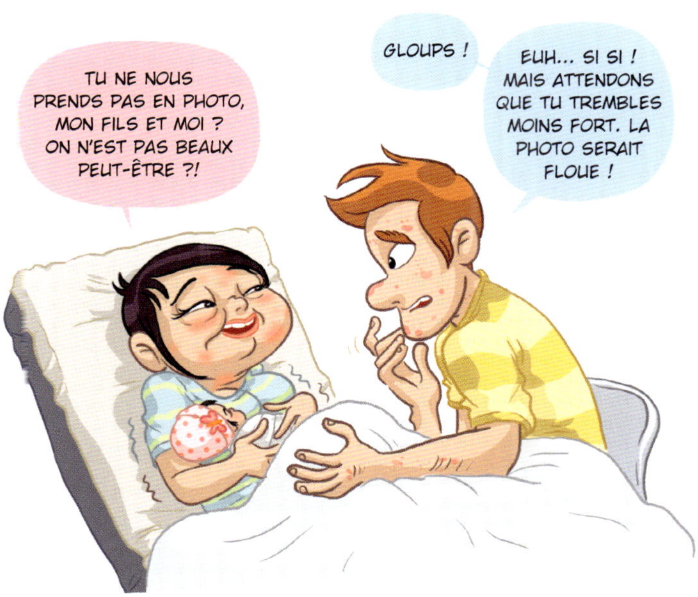
TU NE NOUS PRENDS PAS EN PHOTO, MON FILS ET MOI ? ON N'EST PAS BEAUX PEUT-ÊTRE ?!
GLOUPS !
EUH... SI SI ! MAIS ATTENDONS QUE TU TREMBLES MOINS FORT. LA PHOTO SERAIT FLOUE !

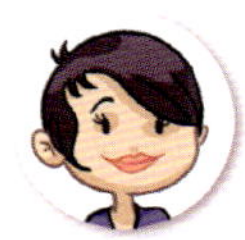

RELAX !

Après un accouchement, vous pouvez, vous aussi, présenter quelques marques éphémères de l'effort et de l'émotion. À force de pousser, un gonflement du visage n'est pas rare et des taches rouges peuvent y apparaître.
Pas de panique, tout ça va disparaître très vite !
Vous vous êtes mise à trembler très fort sans avoir froid ? C'est un phénomène normal qui se calme généralement au bout de quelques minutes à une heure.

Le bébé : mode d'emploi

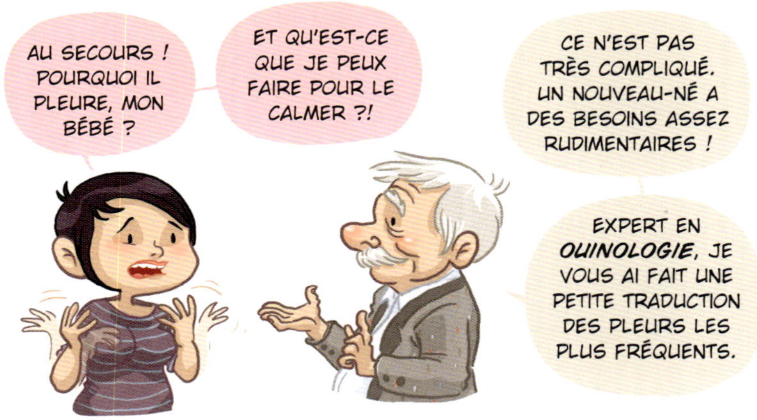

AU SECOURS ! POURQUOI IL PLEURE, MON BÉBÉ ?
ET QU'EST-CE QUE JE PEUX FAIRE POUR LE CALMER ?!
CE N'EST PAS TRÈS COMPLIQUÉ. UN NOUVEAU-NÉ A DES BESOINS ASSEZ RUDIMENTAIRES !
EXPERT EN *OUINOLOGIE*, JE VOUS AI FAIT UNE PETITE TRADUCTION DES PLEURS LES PLUS FRÉQUENTS.

RELAX !

Ouiiiiin !

Au début, les pleurs sont le seul moyen d'expression de votre tout-petit. C'est donc normal qu'il pleure dès que quelque chose le dérange, que ce soit la faim, une couche sale, des maux de ventre, l'énervement... ou juste le besoin de dépenser un peu d'énergie. On ne peut pas dormir tout le temps ! Souvent, on devine assez bien la cause des pleurs. Faites confiance à votre instinct !

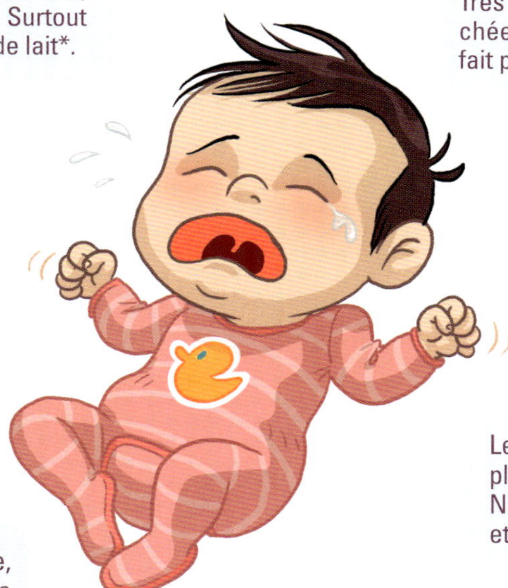

1 "J'AI LA GRAILLE !"

Si vous allaitez votre bébé au sein, il voudra souvent téter. Surtout avant la première montée de lait*.

REMÈDE

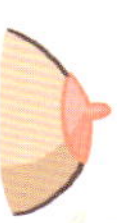

Donnez-lui le sein !

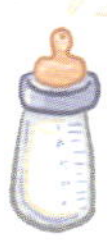

Ou le biberon.

2 "MA COUCHE EST PLEINE !"

Très peu de personnes aiment être couchées dans leurs excréments ! Le bébé n'y fait pas exception !

REMÈDE

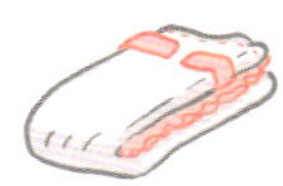

Une couche propre... et qu'ça saute !

3 "JE SUIS VÉNÈRE !"

Vous verrez, il y a une heure, entre chien et loup, où le bébé est souvent plus agité.

REMÈDE

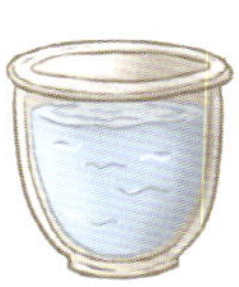

Un bon bain à 37 °C (seulement après que le cordon soit tombé !)

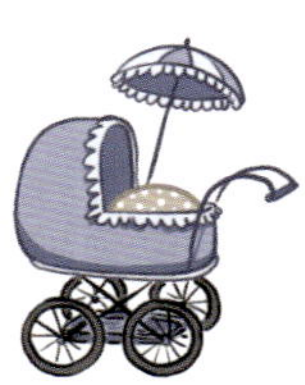

Une promenade en poussette ou en voiture peut faire l'affaire !

4 "CÂLIIIIN !!!"

Le bébé a passé ces derniers mois au plus près de vous : dans votre ventre ! Normal qu'il ait besoin de sentir l'amour et la présence de ses parents !

REMÈDE

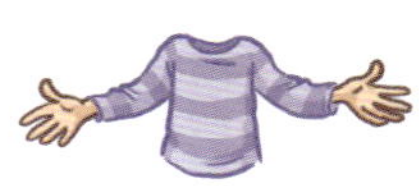

Une paire de bras qui l'enlacent et le bercent !

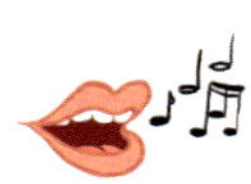

Une bouche qui fait des bisous tout doux ou lui chante une berceuse !

* RDV dans « La partie des 10 » !

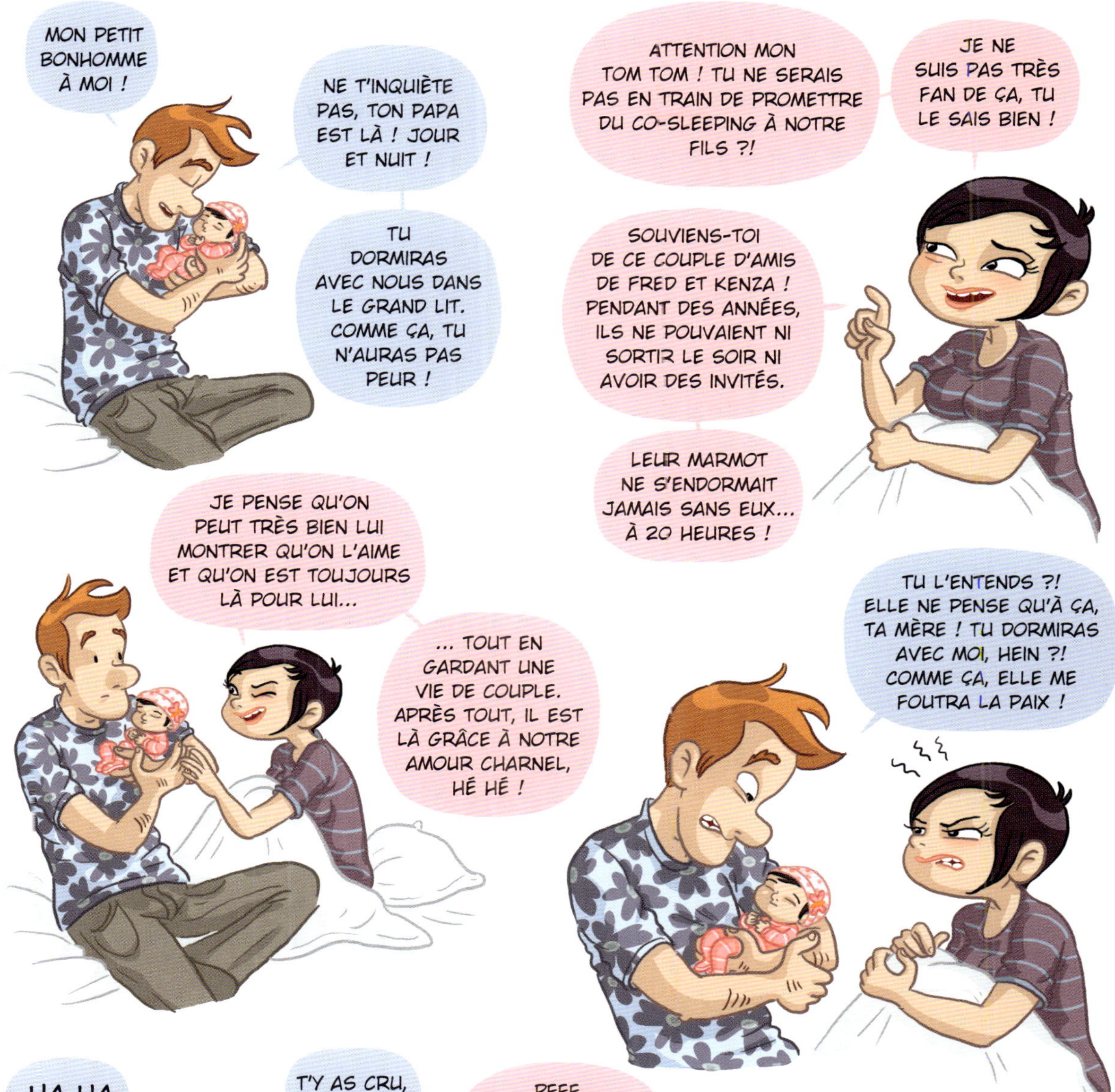
MON PETIT BONHOMME À MOI !
NE T'INQUIÈTE PAS, TON PAPA EST LÀ ! JOUR ET NUIT !
TU DORMIRAS AVEC NOUS DANS LE GRAND LIT. COMME ÇA, TU N'AURAS PAS PEUR !
ATTENTION MON TOM TOM ! TU NE SERAIS PAS EN TRAIN DE PROMETTRE DU CO-SLEEPING À NOTRE FILS ?!
JE NE SUIS PAS TRÈS FAN DE ÇA, TU LE SAIS BIEN !
SOUVIENS-TOI DE CE COUPLE D'AMIS DE FRED ET KENZA ! PENDANT DES ANNÉES, ILS NE POUVAIENT NI SORTIR LE SOIR NI AVOIR DES INVITÉS.
LEUR MARMOT NE S'ENDORMAIT JAMAIS SANS EUX... À 20 HEURES !
JE PENSE QU'ON PEUT TRÈS BIEN LUI MONTRER QU'ON L'AIME ET QU'ON EST TOUJOURS LÀ POUR LUI...
... TOUT EN GARDANT UNE VIE DE COUPLE. APRÈS TOUT, IL EST LÀ GRÂCE À NOTRE AMOUR CHARNEL, HÉ HÉ !
TU L'ENTENDS ?! ELLE NE PENSE QU'À ÇA, TA MÈRE ! TU DORMIRAS AVEC MOI, HEIN ?! COMME ÇA, ELLE ME FOUTRA LA PAIX !

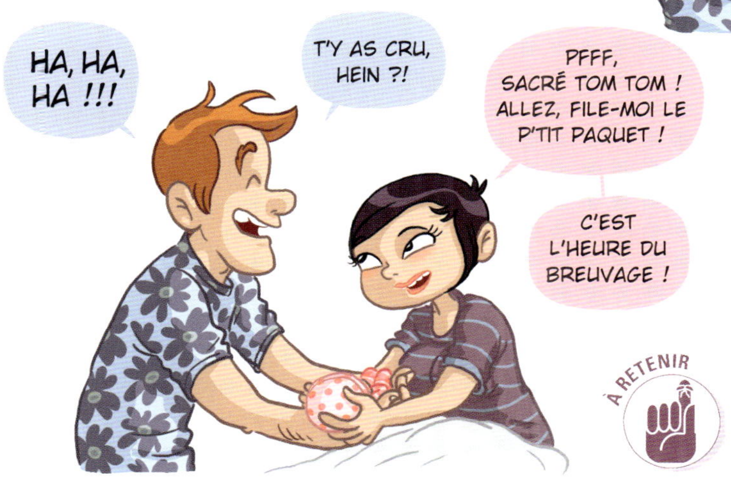
HA, HA, HA !!!
T'Y AS CRU, HEIN ?!
PFFF, SACRÉ TOM TOM ! ALLEZ, FILE-MOI LE P'TIT PAQUET !
C'EST L'HEURE DU BREUVAGE !

À RETENIR

Tout ce qui touche à l'enfant (sommeil, alimentation, éducation, etc.) est soumis à des modes. Nombreuses sont les théories d'experts qui vous prouvent tout et son contraire. Ce ne sont que des propositions. Finalement, chacun élève son enfant comme il le veut (et le peut !). Le seul conseil que nous oserons vous donner à ce sujet, c'est de vous mettre d'accord sur les grandes lignes avant de vous lancer dans l'aventure. Cela évitera les tensions et les déceptions au sein du couple !

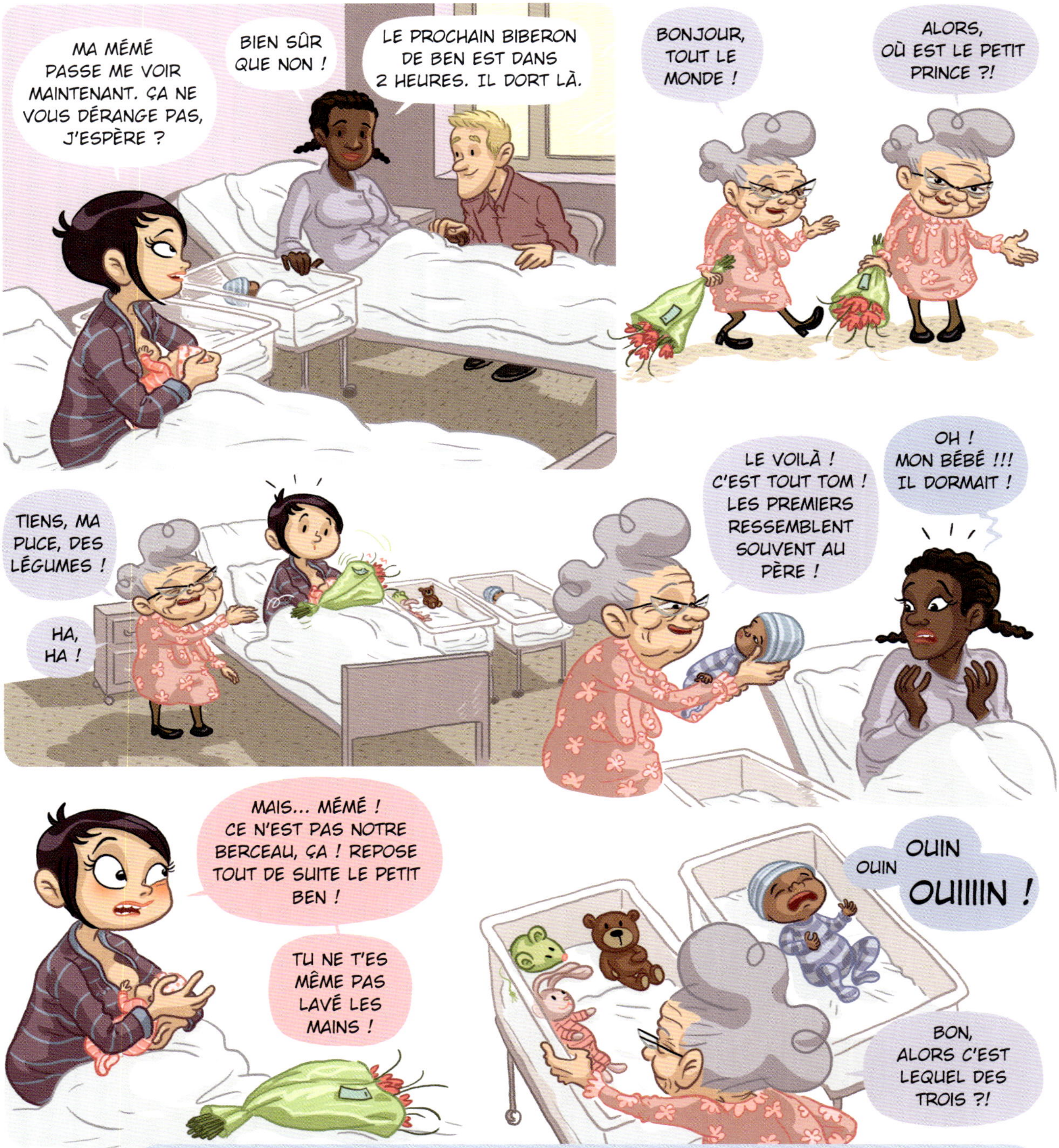
MA MÉMÉ PASSE ME VOIR MAINTENANT. ÇA NE VOUS DÉRANGE PAS, J'ESPÈRE ?
BIEN SÛR QUE NON !
LE PROCHAIN BIBERON DE BEN EST DANS 2 HEURES. IL DORT LÀ.
BONJOUR, TOUT LE MONDE !
ALORS, OÙ EST LE PETIT PRINCE ?!
TIENS, MA PUCE, DES LÉGUMES !
HA, HA !
LE VOILÀ ! C'EST TOUT TOM ! LES PREMIERS RESSEMBLENT SOUVENT AU PÈRE !
OH ! MON BÉBÉ !!! IL DORMAIT !
MAIS... MÉMÉ ! CE N'EST PAS NOTRE BERCEAU, ÇA ! REPOSE TOUT DE SUITE LE PETIT BEN !
TU NE T'ES MÊME PAS LAVÉ LES MAINS !
OUIN OUIN OUIIIIN !
BON, ALORS C'EST LEQUEL DES TROIS ?!

ATTENTION !

Il est normal que vos familles, amis et collègues brûlent d'impatience de découvrir votre petit bout tout neuf ! Mais n'oubliez pas que ce dernier a besoin de calme (et vous aussi !) et qu'il doit être protégé des microbes et bactéries de l'extérieur. Il y a des maternités qui limitent les visites, d'autres pas. Nous vous conseillons de remettre les présentations hors famille proche à un peu plus tard, quand vous serez rentrés à la maison et aurez trouvé vos marques avec le bébé.

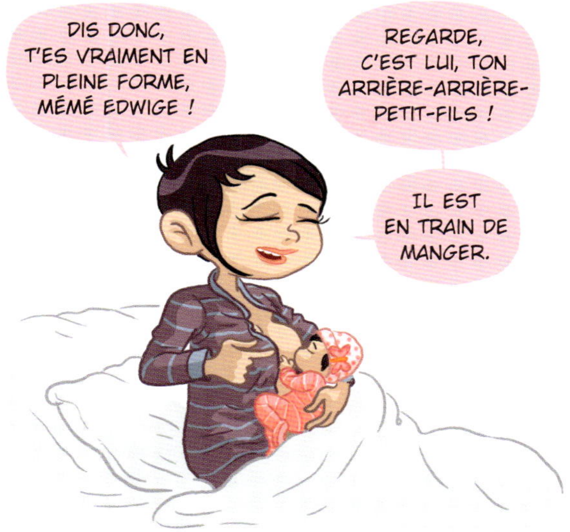
DIS DONC, T'ES VRAIMENT EN PLEINE FORME, MÉMÉ EDWIGE !
REGARDE, C'EST LUI, TON ARRIÈRE-ARRIÈRE-PETIT-FILS !
IL EST EN TRAIN DE MANGER.

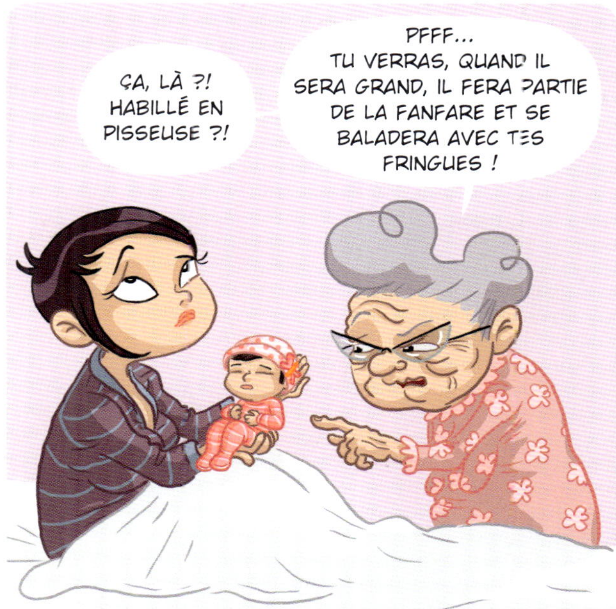
ÇA, LÀ ?! HABILLÉ EN PISSEUSE ?!
PFFF... TU VERRAS, QUAND IL SERA GRAND, IL FERA PARTIE DE LA FANFARE ET SE BALADERA AVEC TES FRINGUES !

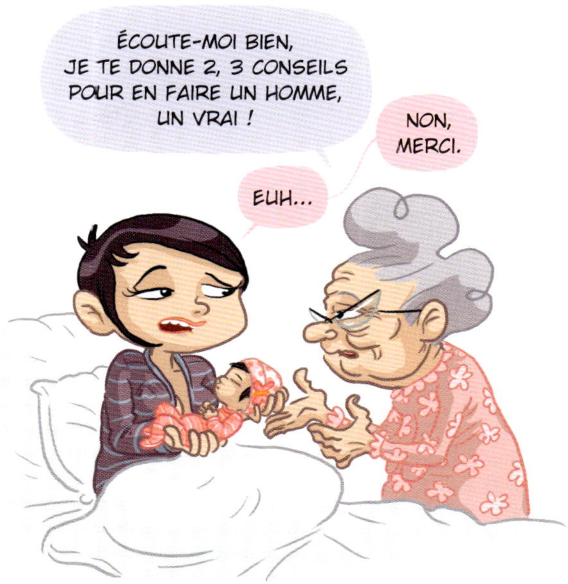
ÉCOUTE-MOI BIEN, JE TE DONNE 2, 3 CONSEILS POUR EN FAIRE UN HOMME, UN VRAI !
NON, MERCI.
EUH...

À RETENIR

L'âge de raison !

Comme quoi, et malgré leur graaaande expérience en la matière, les Mémé Edwige de ce monde peuvent être complètement à côté de la plaque !

RELAX !

Écouter poliment un tas de conseils plus ou moins foireux sera tout à votre honneur ! Ce que vous en ferez ensuite est votre seule affaire !

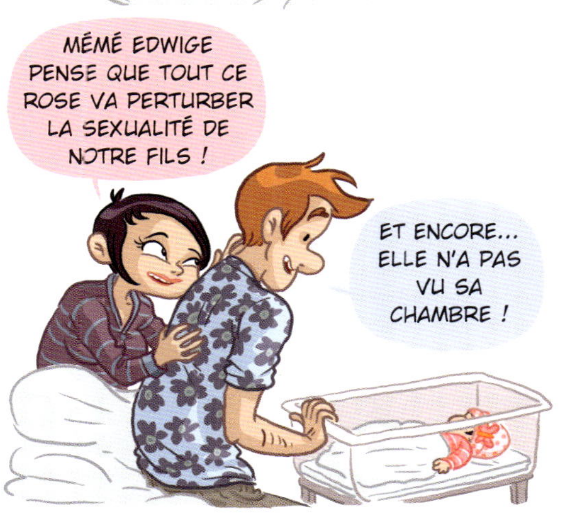
MÉMÉ EDWIGE PENSE QUE TOUT CE ROSE VA PERTURBER LA SEXUALITÉ DE NOTRE FILS !
ET ENCORE... ELLE N'A PAS VU SA CHAMBRE !

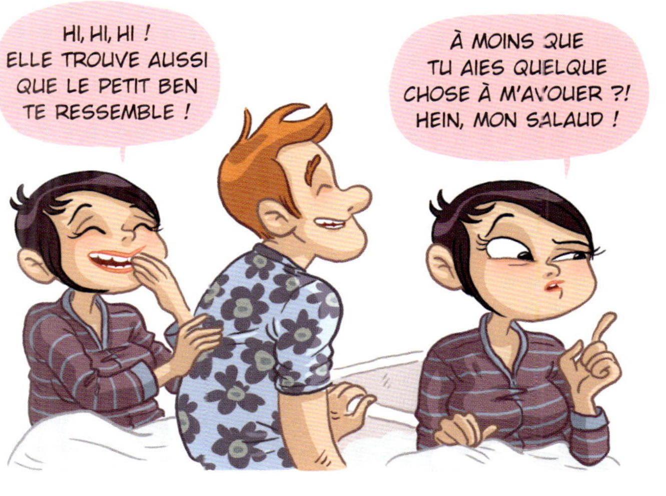
HI, HI, HI ! ELLE TROUVE AUSSI QUE LE PETIT BEN TE RESSEMBLE !
À MOINS QUE TU AIES QUELQUE CHOSE À M'AVOUER ?! HEIN, MON SALAUD !

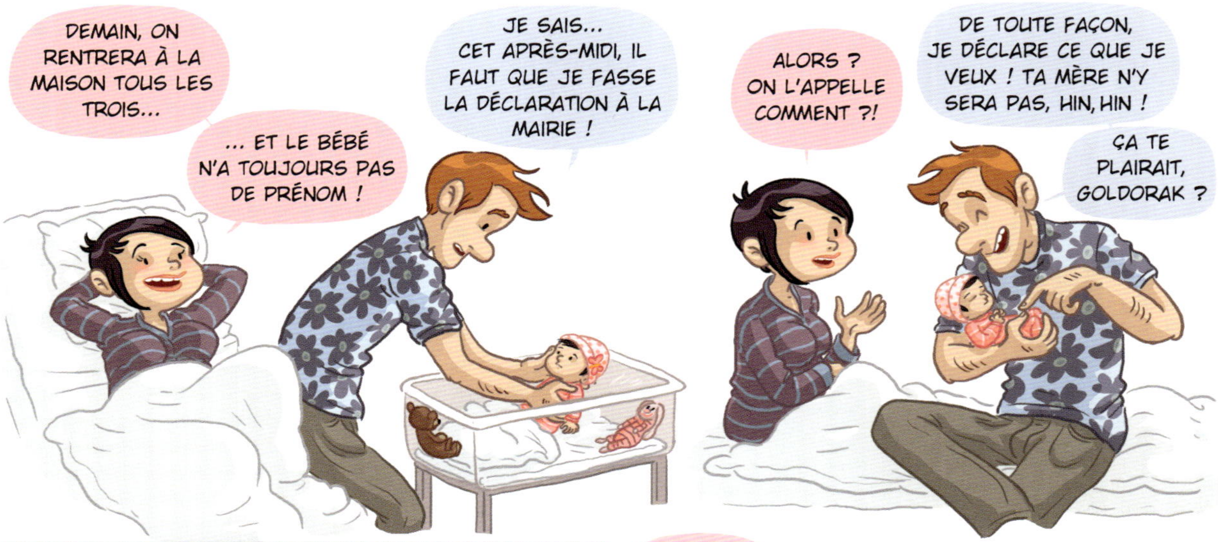
DEMAIN, ON RENTRERA À LA MAISON TOUS LES TROIS...
... ET LE BÉBÉ N'A TOUJOURS PAS DE PRÉNOM !
JE SAIS... CET APRÈS-MIDI, IL FAUT QUE JE FASSE LA DÉCLARATION À LA MAIRIE !
ALORS ? ON L'APPELLE COMMENT ?!
DE TOUTE FAÇON, JE DÉCLARE CE QUE JE VEUX ! TA MÈRE N'Y SERA PAS, HIN, HIN !
ÇA TE PLAIRAIT, GOLDORAK ?

Déclarer la naissance

Dans les 3 jours ouvrés qui suivent l'accouchement, il faut faire la déclaration de naissance à la mairie, auprès de l'officier de l'état civil. Pour cela, vous avez besoin...

- du livret de famille (si vous êtes mariés) ;
- du certificat établi par le médecin/la sage-femme ;
- d'une pièce d'identité.

Vous recevrez les fiches d'état civil de votre bébé.

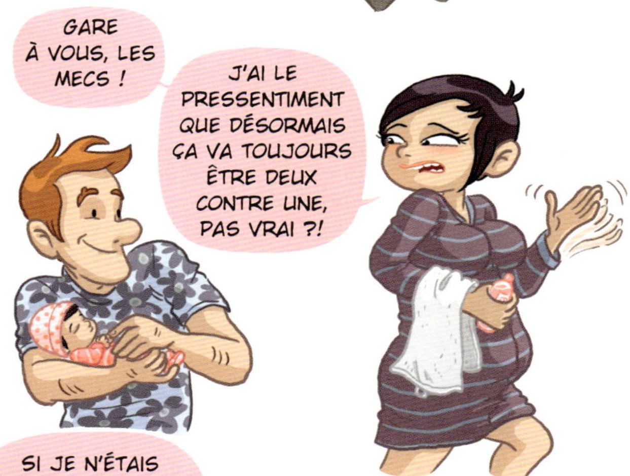
GARE À VOUS, LES MECS !
J'AI LE PRESSENTIMENT QUE DÉSORMAIS ÇA VA TOUJOURS ÊTRE DEUX CONTRE UNE, PAS VRAI ?!

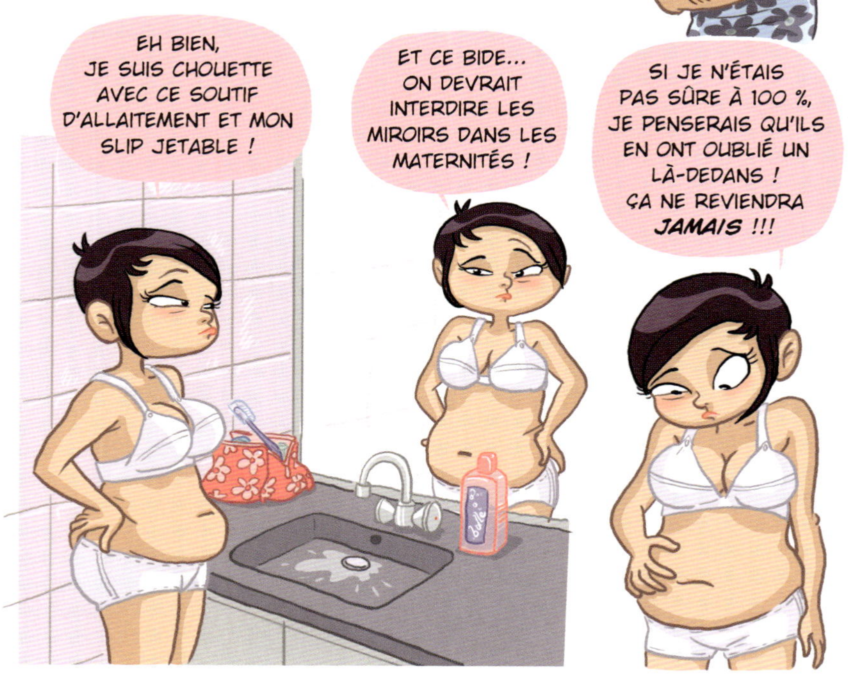

RELAX !

Ça revient !

Ne soyez pas trop frustrée par l'aspect de votre ventre !
La grossesse a distendu les tissus et muscles. L'utérus, quant à lui, mettra plusieurs semaines à revenir à sa taille normale. Généralement, une femme récupère son poids habituel entre 2 et 12 mois après l'accouchement. Cela dépend aussi des kilos pris au fil de la grossesse !
La rééducation chez le kiné vous aidera à remuscler vos ventre et périnée.

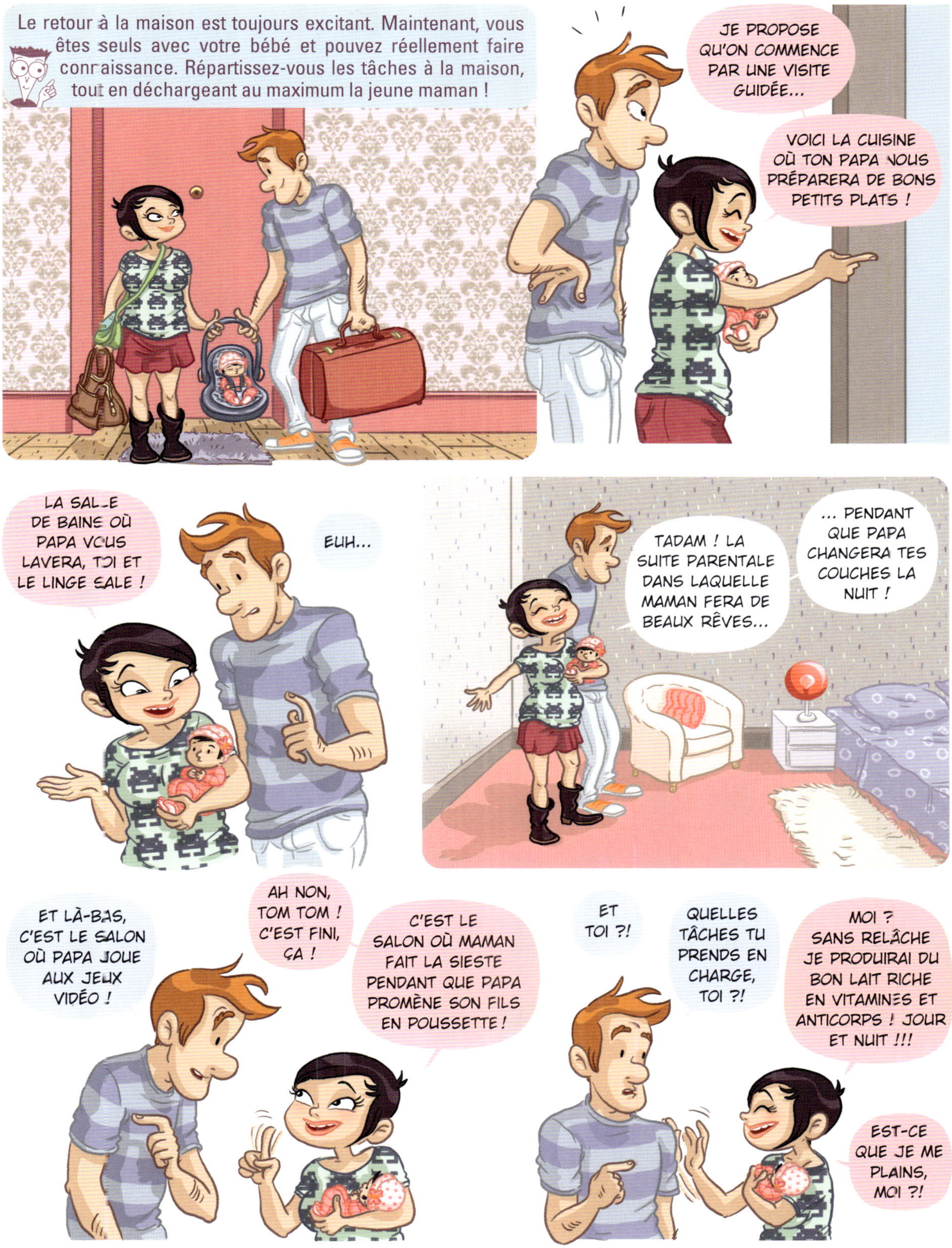
Le retour à la maison est toujours excitant. Maintenant, vous êtes seuls avec votre bébé et pouvez réellement faire connaissance. Répartissez-vous les tâches à la maison, tout en déchargeant au maximum la jeune maman !
JE PROPOSE QU'ON COMMENCE PAR UNE VISITE GUIDÉE…
VOICI LA CUISINE OÙ TON PAPA NOUS PRÉPARERA DE BONS PETITS PLATS !
LA SALLE DE BAINS OÙ PAPA VOUS LAVERA, TOI ET LE LINGE SALE !
EUH…
TADAM ! LA SUITE PARENTALE DANS LAQUELLE MAMAN FERA DE BEAUX RÊVES…
… PENDANT QUE PAPA CHANGERA TES COUCHES LA NUIT !
ET LÀ-BAS, C'EST LE SALON OÙ PAPA JOUE AUX JEUX VIDÉO !
AH NON, TOM TOM ! C'EST FINI, ÇA !
C'EST LE SALON OÙ MAMAN FAIT LA SIESTE PENDANT QUE PAPA PROMÈNE SON FILS EN POUSSETTE !
ET TOI ?!
QUELLES TÂCHES TU PRENDS EN CHARGE, TOI ?!
MOI ? SANS RELÂCHE JE PRODUIRAI DU BON LAIT RICHE EN VITAMINES ET ANTICORPS ! JOUR ET NUIT !!!
EST-CE QUE JE ME PLAINS, MOI ?!

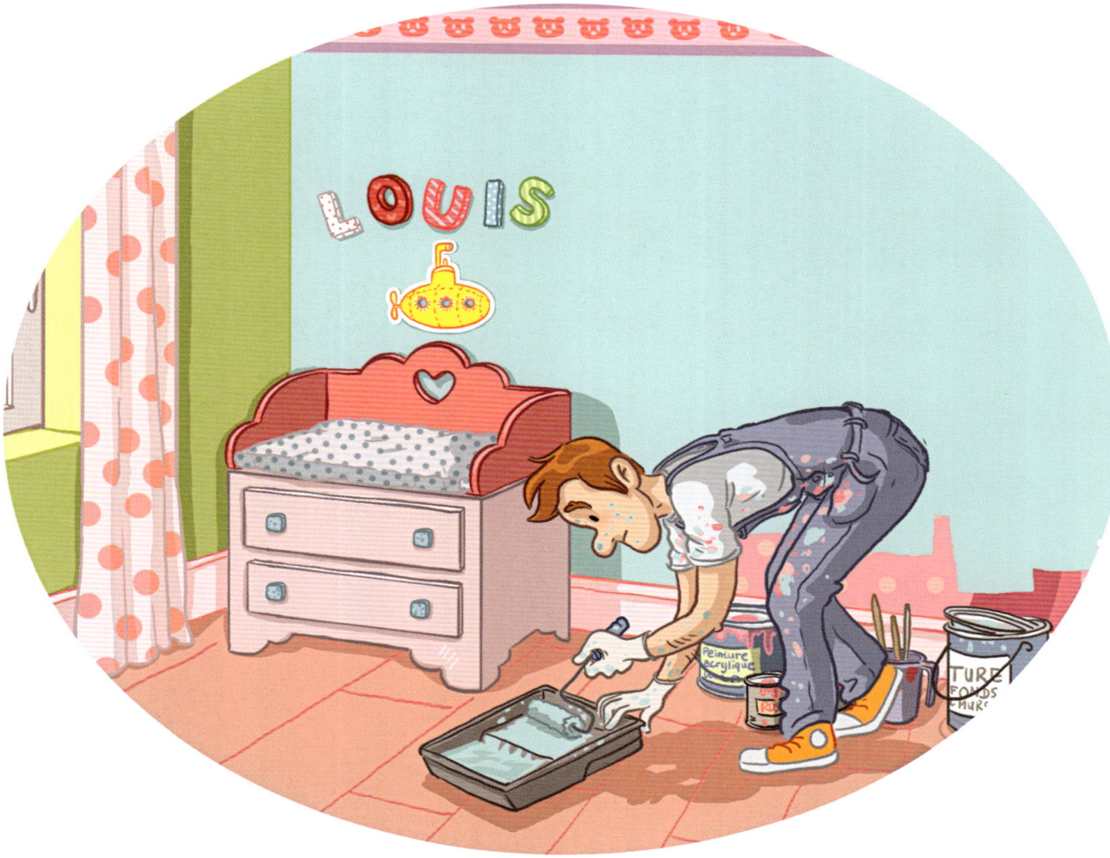
LOUIS
Peinture acrylique
TURE
FONDS

LA PARTIE DES DIX

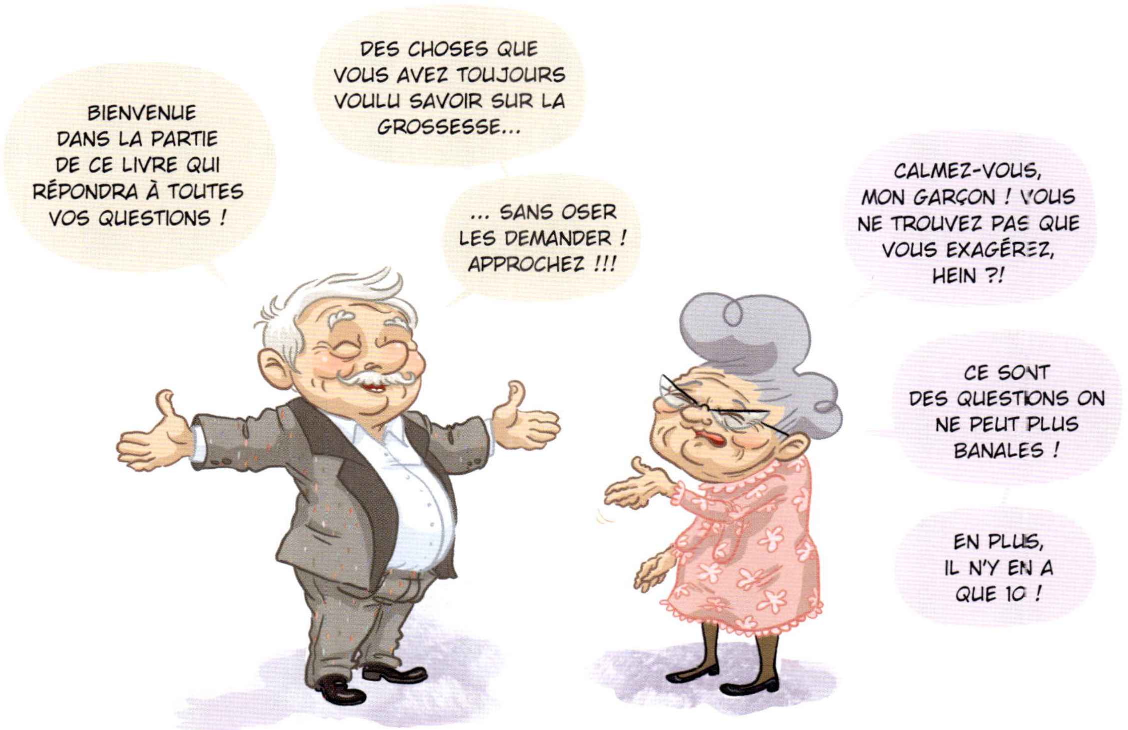
BIENVENUE DANS LA PARTIE DE CE LIVRE QUI RÉPONDRA À TOUTES VOS QUESTIONS !
DES CHOSES QUE VOUS AVEZ TOUJOURS VOULU SAVOIR SUR LA GROSSESSE...
... SANS OSER LES DEMANDER ! APPROCHEZ !!!
CALMEZ-VOUS, MON GARÇON ! VOUS NE TROUVEZ PAS QUE VOUS EXAGÉREZ, HEIN ?!
CE SONT DES QUESTIONS ON NE PEUT PLUS BANALES !
EN PLUS, IL N'Y EN A QUE 10 !

1 Comment maîtriser les nausées du premier trimestre ?

Les nausées du premier trimestre sont un phénomène aussi fréquent que désagréable. Dans la plupart des cas, elles surviennent vers la 5e semaine et disparaissent autour de la 12e semaine de grossesse. Même si l'on parle souvent de nausées matinales, celles-ci peuvent survenir à n'importe quel moment de la journée, le plus souvent accompagnées de vomissements.

Voici quelques astuces et recettes pour diminuer les symptômes :

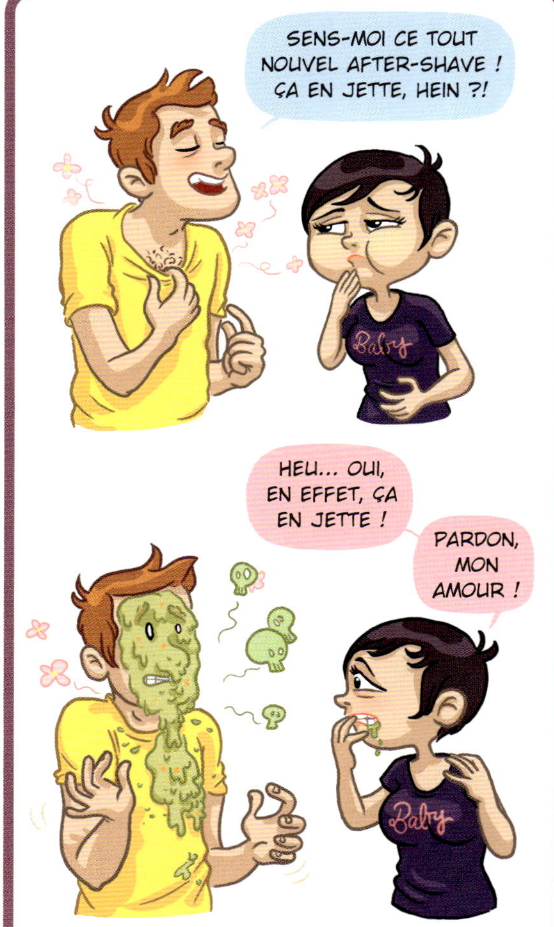
SENS-MOI CE TOUT NOUVEL AFTER-SHAVE ! ÇA EN JETTE, HEIN ?!
Bafry
HEU... OUI, EN EFFET, ÇA EN JETTE !
PARDON, MON AMOUR !
Bafry

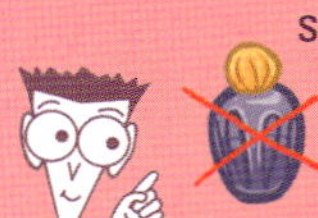

Les femmes sujettes aux nausées sont plus sensibles aux odeurs. Aérez fréquemment votre habitat et évitez les parfums capiteux !

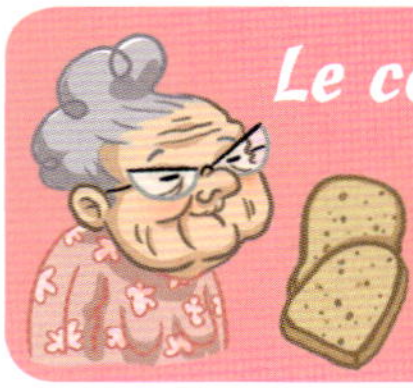

Le conseil de Mémé Edwige :

Grignotez 1 ou 2 biscottes avant de vous lever, car les nausées surviennent souvent le matin lorsque l'estomac est vide !

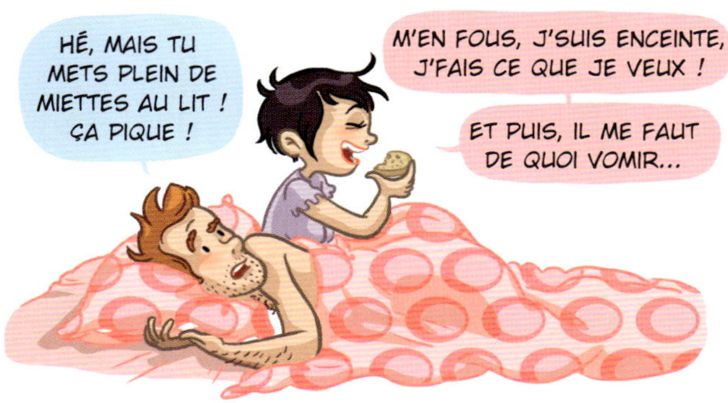
HÉ, MAIS TU METS PLEIN DE MIETTES AU LIT ! ÇA PIQUE !
M'EN FOUS, J'SUIS ENCEINTE, J'FAIS CE QUE JE VEUX !
ET PUIS, IL ME FAUT DE QUOI VOMIR...

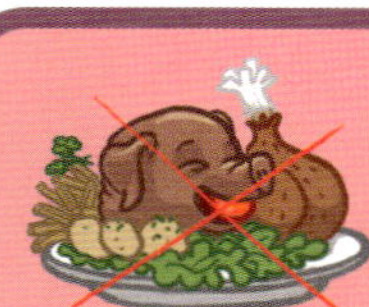

Facilitez-vous la digestion en évitant les repas trop copieux et prévenez toute sensation de faim en mangeant de petites quantités toutes les 2 heures.

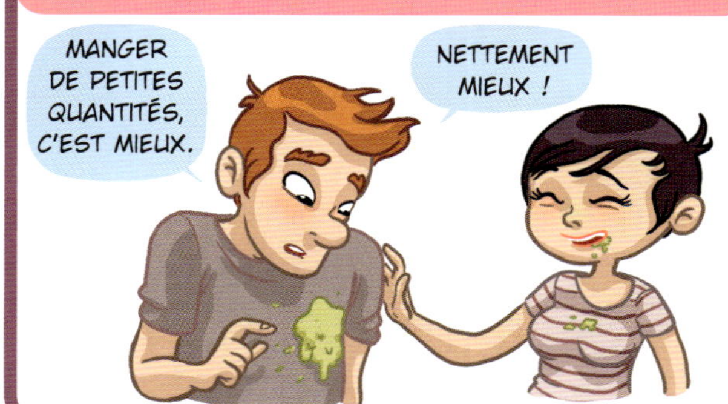
MANGER DE PETITES QUANTITÉS, C'EST MIEUX.
NETTEMENT MIEUX !

2 Peut-on continuer à faire du sport en étant enceinte ?

Bien sûr que oui ! Il est même recommandé de bouger pour maintenir un bon tonus et de l'endurance, qui vous seront utiles pendant l'accouchement !
La marche à pied, la natation, le yoga… il y a plein d'activités sportives adaptées à votre état.

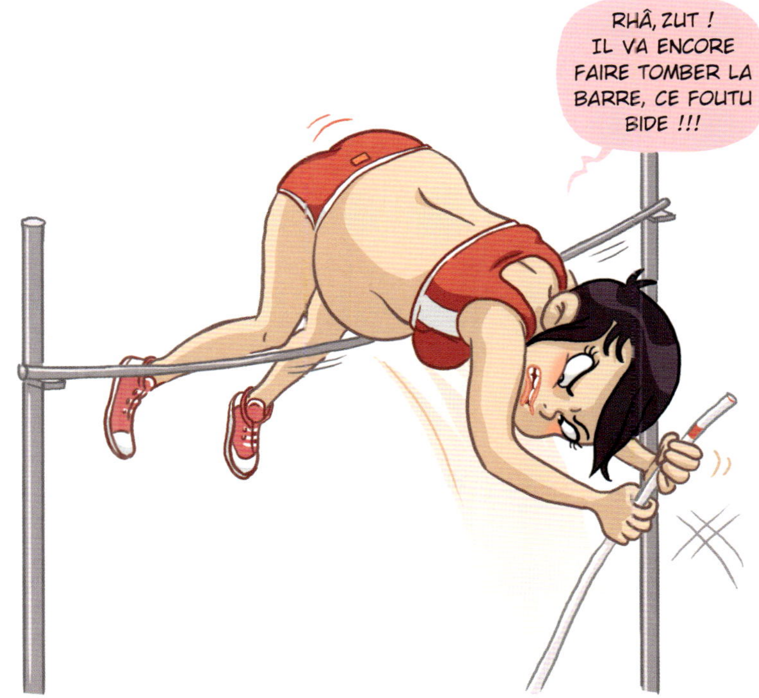
RHÂ, ZUT ! IL VA ENCORE FAIRE TOMBER LA BARRE, CE FOUTU BIDE !!!

ATTENTION !

Évitez les sports à risque et ceux qui mettraient en danger votre ventre et son petit habitant ! Si vous pratiquez des descentes en VTT, du rugby ou autre parapente, attendez quelques mois après l'accouchement !

3 Quels compléments alimentaires/médicaments sont autorisés/recommandés pendant la grossesse ?

Une femme avec une alimentation saine et équilibrée n'a pas besoin de compléter en calcium, fer, iode, magnésium et vitamines C et A pendant sa grossesse. Attention, un surdosage en vitamine A peut même nuire à la santé de votre bébé !
Il n'y a que deux compléments alimentaires recommandés à toutes les femmes au cours de la grossesse :

- ✔ **L'acide folique (vitamine B9), le b.a.-ba de la femme enceinte, se prend les 3 premiers mois de grossesse. Il diminue le risque de certaines malformations chez l'embryon, notamment le *spina bifida* (défaut de fermeture du tube neural).**
- ✔ **La vitamine D se prend en une prise unique sous forme d'ampoule au cours du 7e mois de grossesse. Important, surtout en hiver !**

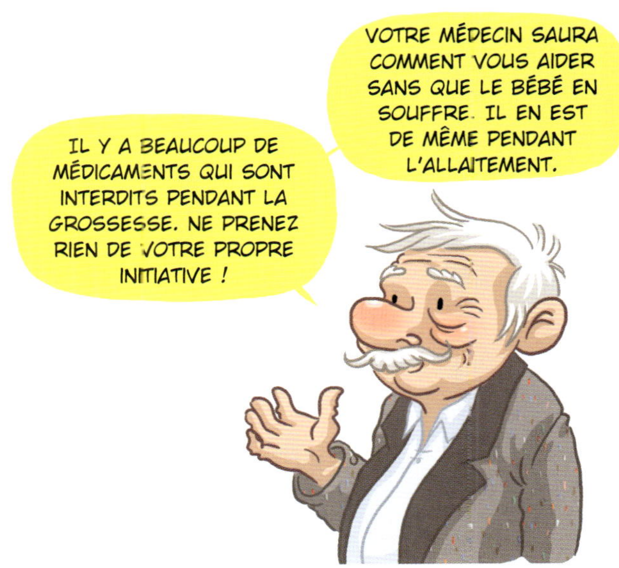
IL Y A BEAUCOUP DE MÉDICAMENTS QUI SONT INTERDITS PENDANT LA GROSSESSE. NE PRENEZ RIEN DE VOTRE PROPRE INITIATIVE !
VOTRE MÉDECIN SAURA COMMENT VOUS AIDER SANS QUE LE BÉBÉ EN SOUFFRE. IL EN EST DE MÊME PENDANT L'ALLAITEMENT.

4 Combien de poids doit prendre une femme au cours de sa grossesse ?

Il n'y a pas un nombre exact de kilos à prendre. Tout dépend de votre morphologie au départ. Une femme un peu forte aura besoin de prendre moins de kilos qu'une femme très mince. En théorie, il n'est pas nécessaire de prendre plus d'un kilo par mois de grossesse. Mais ça, c'est la théorie ! En moyenne, ce seront entre 10 et 12 kilos pour une grossesse simple, et pratiquement le double pour une grossesse gémellaire ou triple (voir ci-contre).

Certains médecins sont très forts pour faire culpabiliser une femme avec quelques kilos en trop. Avec des phrases comme « Vous ne retrouverez jamais votre ligne si vous continuez comme ça ! », ils pensent pouvoir vous gâcher le plaisir d'engloutir des pots de pâte à tartiner chocolatée !

Voici 3 astuces pour ne pas prendre trop de poids :

Remplacez la pâte à tartiner chocolatée par une alimentation plus légère et plus saine. Rien de plus simple, hi, hi, hi !

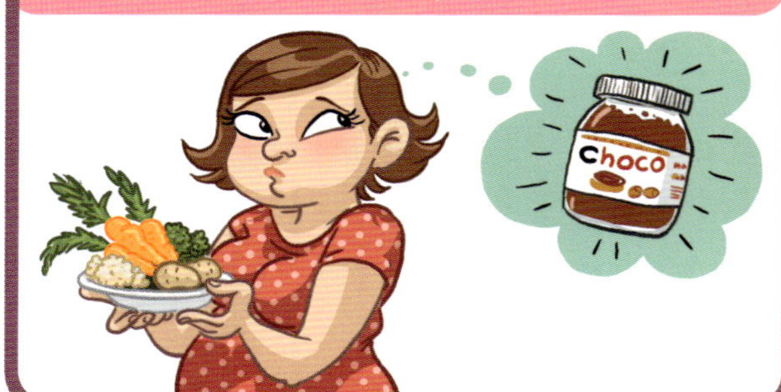
Choco

Allez à votre prochain examen prénatal munie de quelques milliers de ballons de baudruche remplis d'hélium. Effet garanti !

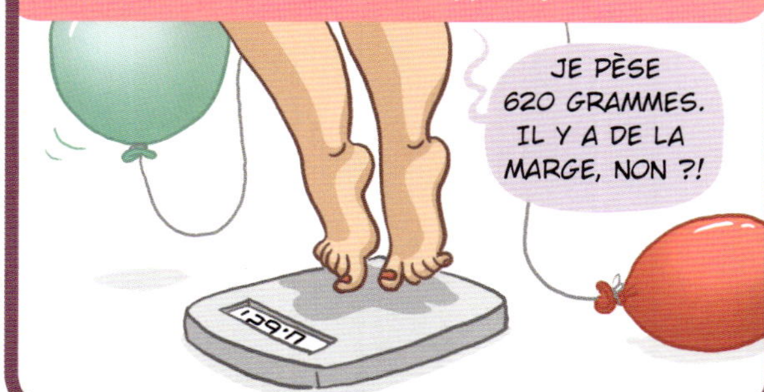
JE PÈSE 620 GRAMMES. IL Y A DE LA MARGE, NON ?!

La méthode la plus efficace, celle qui ne vous privera de rien, est tout simplement de mentir à votre médecin !

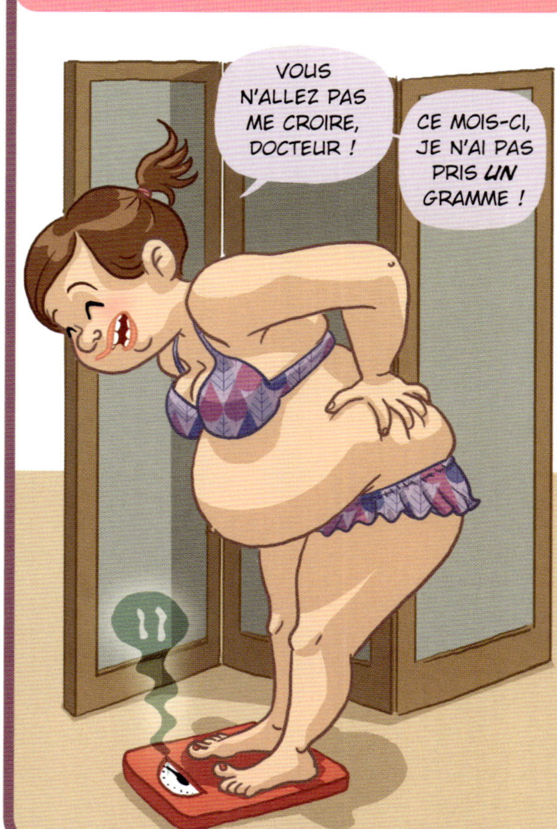
VOUS N'ALLEZ PAS ME CROIRE, DOCTEUR !
CE MOIS-CI, JE N'AI PAS PRIS *UN* GRAMME !

5 Il y a plus d'un embryon ! Qu'est-ce que cela change pour ma grossesse ?

Aujourd'hui, tout le monde sait que les chances d'une grossesse gémellaire ou multiple augmentent si une femme a recours à un traitement hormonal contre la stérilité, qui favorise la multi-ovulation. En France, une à deux grossesses sur cent sont gémellaires. En revanche, les chances d'être naturellement enceinte de triplés sont extrêmement faibles : **seulement 1 sur 7 000**.

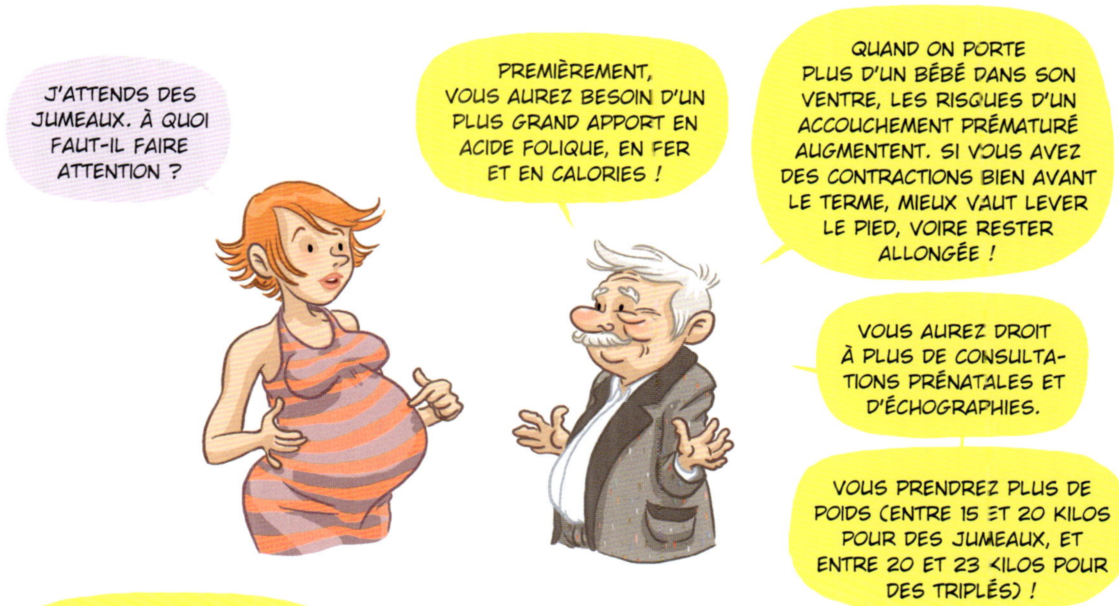

J'ATTENDS DES JUMEAUX. À QUOI FAUT-IL FAIRE ATTENTION ?
PREMIÈREMENT, VOUS AUREZ BESOIN D'UN PLUS GRAND APPORT EN ACIDE FOLIQUE, EN FER ET EN CALORIES !
QUAND ON PORTE PLUS D'UN BÉBÉ DANS SON VENTRE, LES RISQUES D'UN ACCOUCHEMENT PRÉMATURÉ AUGMENTENT. SI VOUS AVEZ DES CONTRACTIONS BIEN AVANT LE TERME, MIEUX VAUT LEVER LE PIED, VOIRE RESTER ALLONGÉE !
VOUS AUREZ DROIT À PLUS DE CONSULTA-TIONS PRÉNATALES ET D'ÉCHOGRAPHIES.
VOUS PRENDREZ PLUS DE POIDS (ENTRE 15 ET 20 KILOS POUR DES JUMEAUX, ET ENTRE 20 ET 23 KILOS POUR DES TRIPLÉS) !

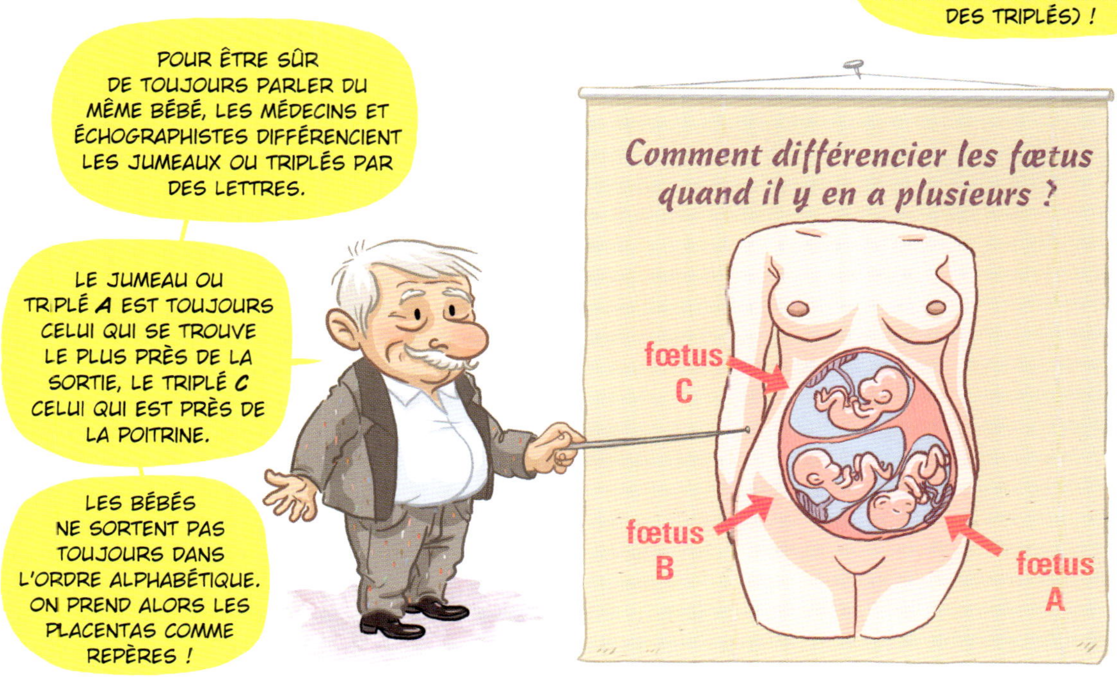

6 Insomnie de grossesse… que faire pour combattre ce mal ?

Rares sont les femmes enceintes qui ne connaissent pas de difficultés à trouver le sommeil, à un moment ou un autre de leur grossesse. Plus possible de dormir dans votre position favorite, les pipis nocturnes vous chassent du lit et le comptage de moutons ne peut pas vous faire oublier ces foutues brûlures d'estomac… Ça vous parle ?

Voici 10 astuces pour passer des nuits tranquilles :

Essayez de vous coucher toujours à la même heure. Votre corps s'habituera à ce rythme et vous trouverez plus facilement le sommeil !

Choisissez avec soin votre lecture du soir ! Préférez un livre amusant à un dossier de travail ou un article sur les risques de malformations chez le fœtus !

Évitez de faire plusieurs siestes pendant la journée. Si vous assouvissez chaque envie de dormir, vous manquerez de fatigue pour la nuit.

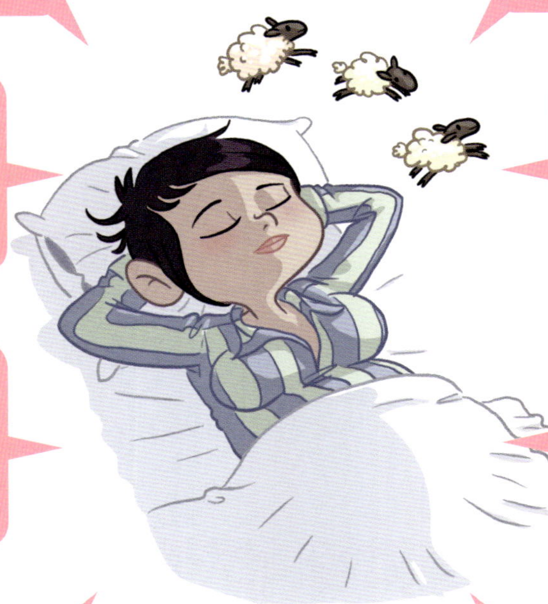

Débarrassez votre chambre de tout appareil électronique (téléphone portable, ordinateur, télé…). On dort bien mieux dans une pièce réservée au sommeil.

Si vous êtes stressée ou angoissée, des exercices de respiration ou de relaxation peuvent vous aider à trouver non seulement votre calme, mais aussi le sommeil !

Si vous ne trouvez pas de position confortable pour dormir, vous pouvez vous caler contre des coussins et oreillers.

La lavande est connue pour son effet relaxant. Placez un coussin de lavande sous l'oreiller ou diffusez-la sous forme d'huile essentielle dans votre chambre.

Évitez les dîners trop riches en matières grasses. Les fritures donnent des brûlures d'estomac. Avec un petit repas digeste, votre ventre sera lui aussi au repos !

Ne buvez plus de grandes quantités après 16 heures. Si ça se trouve, vous vous lèverez quand même pour un pipi de nuit, mais peut-être pas deux ou trois fois !

La chaleur détend. Avant de vous coucher, prenez un bain (pas trop chaud !) ou placez une bouillotte chaude sous vos nuque et épaules dans le lit.

7 Allaitement au sein ou au biberon ?

Une chose est sûre : votre bébé a besoin de lait. Que vous le nourrissiez avec un breuvage fabrication maison ou au biberon avec du lait en poudre relève de votre choix personnel. Il est bien sûr préférable pour le petit d'humain de boire du lait d'humain, comme il est préférable pour le veau d'être nourri au lait de vache et pour le poulain au lait de jument. Mais si vous n'êtes pas à l'aise à l'idée de nourrir votre bébé au sein, si vous devez prendre des médicaments contre-indiqués en cas d'allaitement ou si votre lait ne veut pas couler, ne culpabilisez pas ! Nombreuses sont les personnes en pleine forme et sans la moindre allergie ayant grandi sans avoir jamais goûté au lait de leur maman.

Il y a d'ailleurs des avantages pour ces 2 façons de nourrir son enfant…

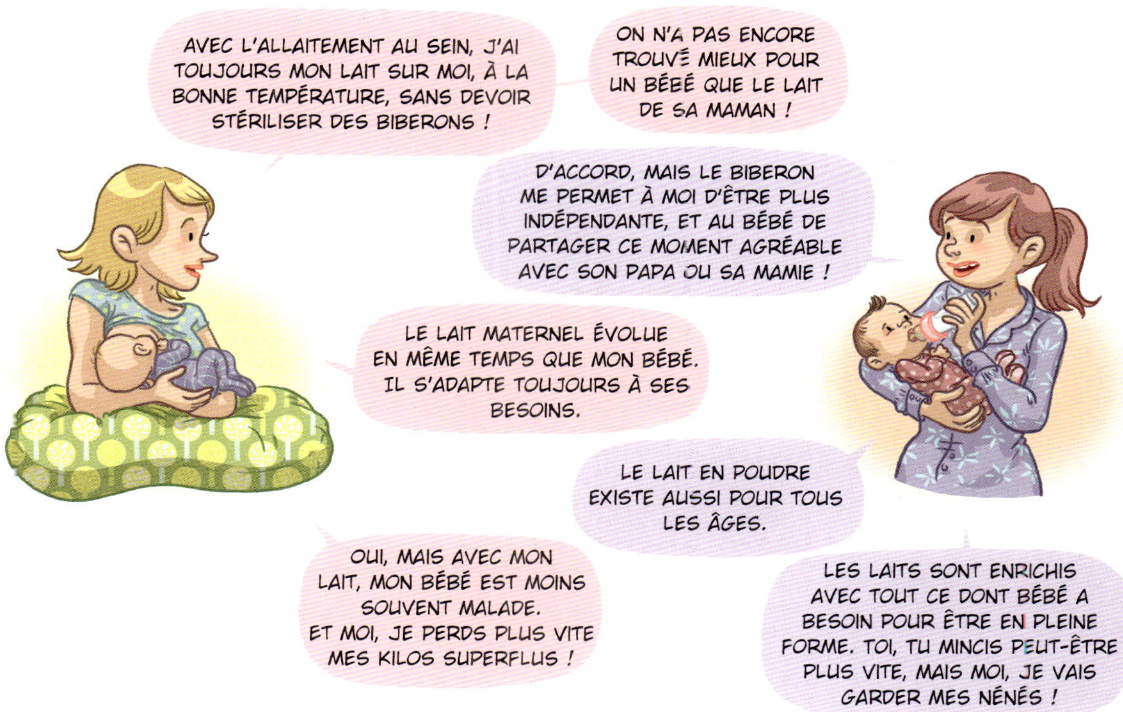
AVEC L'ALLAITEMENT AU SEIN, J'AI TOUJOURS MON LAIT SUR MOI, À LA BONNE TEMPÉRATURE, SANS DEVOIR STÉRILISER DES BIBERONS !
ON N'A PAS ENCORE TROUVÉ MIEUX POUR UN BÉBÉ QUE LE LAIT DE SA MAMAN !
D'ACCORD, MAIS LE BIBERON ME PERMET À MOI D'ÊTRE PLUS INDÉPENDANTE, ET AU BÉBÉ DE PARTAGER CE MOMENT AGRÉABLE AVEC SON PAPA OU SA MAMIE !
LE LAIT MATERNEL ÉVOLUE EN MÊME TEMPS QUE MON BÉBÉ. IL S'ADAPTE TOUJOURS À SES BESOINS.
LE LAIT EN POUDRE EXISTE AUSSI POUR TOUS LES ÂGES.
OUI, MAIS AVEC MON LAIT, MON BÉBÉ EST MOINS SOUVENT MALADE. ET MOI, JE PERDS PLUS VITE MES KILOS SUPERFLUS !
LES LAITS SONT ENRICHIS AVEC TOUT CE DONT BÉBÉ A BESOIN POUR ÊTRE EN PLEINE FORME. TOI, TU MINCIS PEUT-ÊTRE PLUS VITE, MAIS MOI, JE VAIS GARDER MES NÉNÉS !

La 1re montée de lait

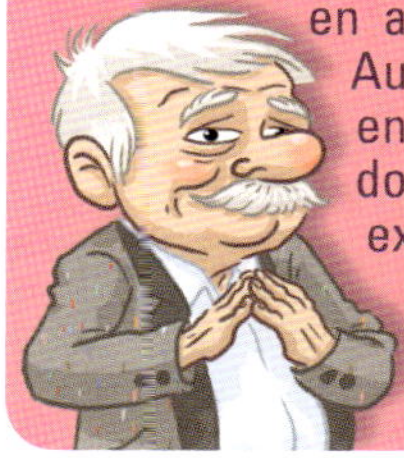

Les premiers 2, 3 jours après l'accouchement, vos seins sécrètent le colostrum, qui est très riche en anticorps et cellules protectrices. Autour du 3e jour, la lactation se met en route. Vous aurez sans aucun doute l'impression que vos seins explosent, tellement ils deviennent durs et douloureux. Tenez bon ! Avec des tétées régulières, ces symptômes disparaissent vite.

Au secours ! Un engorgement !

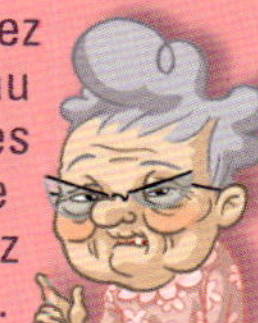

Il arrive parfois que le lait afflue mal dans les canaux galactophores. Ceci est souvent dû à une mauvaise position du bébé pendant l'allaitement ou à des tétées trop espacées. Un bouchon de lait se forme dans votre sein. Massez et drainez l'endroit engorgé sous l'eau chaude de la douche. Des compresses de fromage blanc frais (pas sur le téton !) soulagent la douleur. Appelez votre médecin si la douleur persiste.

8 Qu'est-ce que le fameux « baby blues » ?

L'accouchement s'est bien passé, votre bébé est là dans vos bras, il est en pleine forme et n'a heureusement pas hérité de l'énorme pif du pépé ! En plus, votre proposition de prénom l'a emporté sur celle de votre chéri ! Vous avez donc toutes les raisons d'avoir la banane. Sauf que... non, ça ne va pas du tout !
Vous êtes hypersensible, irritable, et avez une permanente envie de pleurer. Vous faites alors partie des fameux 50 à 80 % des femmes qui sont touchées par une dépression postnatale, le « baby blues » pour les intimes. Il survient d'habitude quelques jours après l'accouchement, mais ne dure que très rarement plus d'une semaine. Il est dû, entre autres, au changement hormonal, à la fatigue, mais aussi à une soudaine prise de conscience des nouvelles responsabilités. Ne cachez pas vos larmes ! Parlez à vos proches de ce qui vous arrive, et vous verrez que c'est un phénomène bien connu !

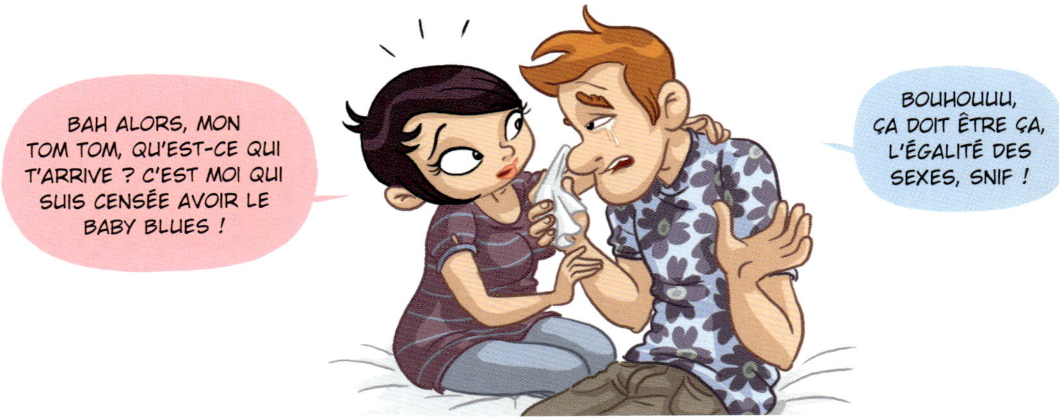
BAH ALORS, MON TOM TOM, QU'EST-CE QUI T'ARRIVE ? C'EST MOI QUI SUIS CENSÉE AVOIR LE BABY BLUES !
BOUHOUUU, ÇA DOIT ÊTRE ÇA, L'ÉGALITÉ DES SEXES, SNIF !

9 Que vont provoquer les changements hormonaux après l'accouchement ?

Le bébé a déserté le champ de bataille, à vous de remettre de l'ordre dans ce chantier qu'est votre corps à présent !
Vos cheveux qui étaient si brillants pendant la grossesse commencent à tomber par poignées ? Vos gencives et dents sont plus fragiles qu'avant ? Pas grave ! La grossesse a été un bouleversement hormonal et le bébé a bien puisé dans vos réserves en vitamines et minéraux pour sa croissance. Pour peu que vous l'allaitiez, le « pillage » de vos réserves continue !
Acceptez que le corps humain change tout au long de la vie. La plupart des petits maux sont passagers. Peut-être que votre bassin restera un peu plus large, peut-être que votre ventre sera moins plat et tendu et que vous serez obligée de changer de bonnet de soutien-gorge. Et alors ? Vous avez donné la vie, ça vaut bien de petites cicatrices, non ?

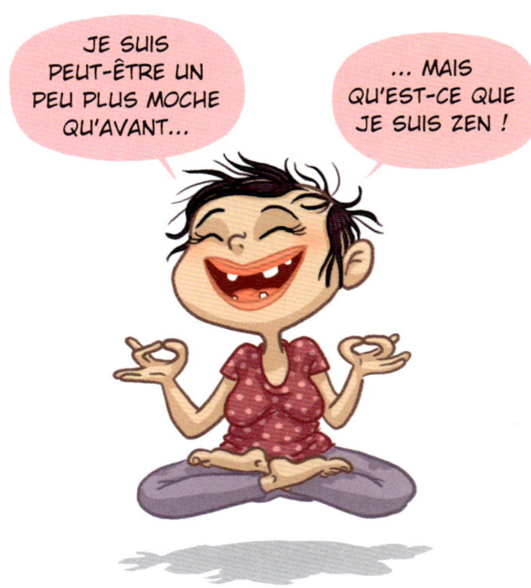
JE SUIS PEUT-ÊTRE UN PEU PLUS MOCHE QU'AVANT...
... MAIS QU'EST-CE QUE JE SUIS ZEN !

10 Quelles idées reçues circulent sur la grossesse ?

Des rumeurs autour de la grossesse, il y en a toujours eu. Mais jamais elles n'ont pu circuler aussi vite que depuis Internet et ses fameux forums d'« experts » ! Vous n'êtes pas obligés de croire tout ce que vous lisez, mais vous pouvez souvent rigoler un bon coup !

Voici quelques vraies petites perles trouvées au détour d'une balade sur le World Wide Web :

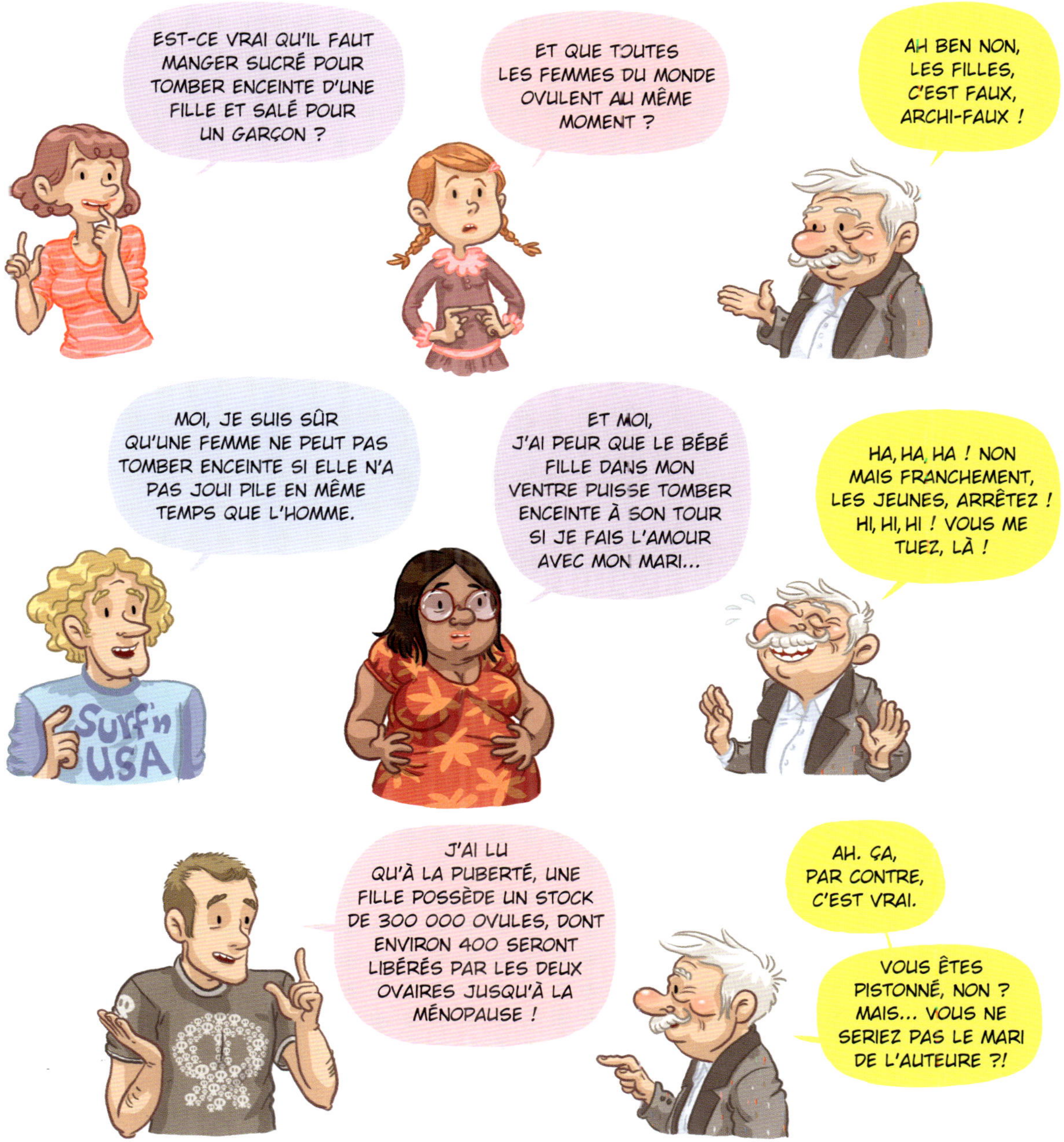
EST-CE VRAI QU'IL FAUT MANGER SUCRÉ POUR TOMBER ENCEINTE D'UNE FILLE ET SALÉ POUR UN GARÇON ?
ET QUE TOUTES LES FEMMES DU MONDE OVULENT AU MÊME MOMENT ?
AH BEN NON, LES FILLES, C'EST FAUX, ARCHI-FAUX !
MOI, JE SUIS SÛR QU'UNE FEMME NE PEUT PAS TOMBER ENCEINTE SI ELLE N'A PAS JOUI PILE EN MÊME TEMPS QUE L'HOMME.
ET MOI, J'AI PEUR QUE LE BÉBÉ FILLE DANS MON VENTRE PUISSE TOMBER ENCEINTE À SON TOUR SI JE FAIS L'AMOUR AVEC MON MARI...
HA, HA, HA ! NON MAIS FRANCHEMENT, LES JEUNES, ARRÊTEZ ! HI, HI, HI ! VOUS ME TUEZ, LÀ !
Surf'n USA
J'AI LU QU'À LA PUBERTÉ, UNE FILLE POSSÈDE UN STOCK DE 300 000 OVULES, DONT ENVIRON 400 SERONT LIBÉRÉS PAR LES DEUX OVAIRES JUSQU'À LA MÉNOPAUSE !
AH. ÇA, PAR CONTRE, C'EST VRAI.
VOUS ÊTES PISTONNÉ, NON ? MAIS... VOUS NE SERIEZ PAS LE MARI DE L'AUTEURE ?!

TABLE DES MATIÈRES

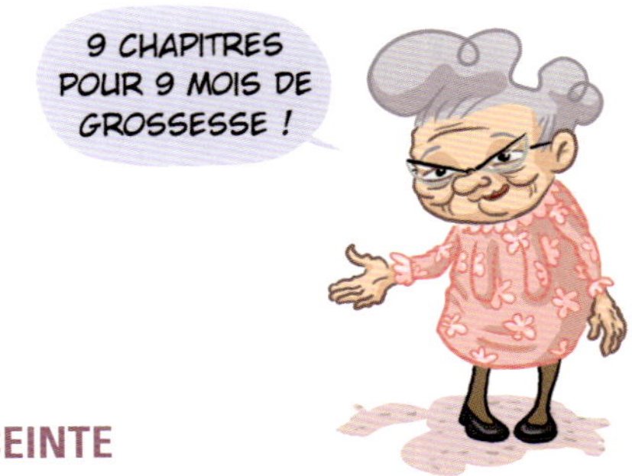

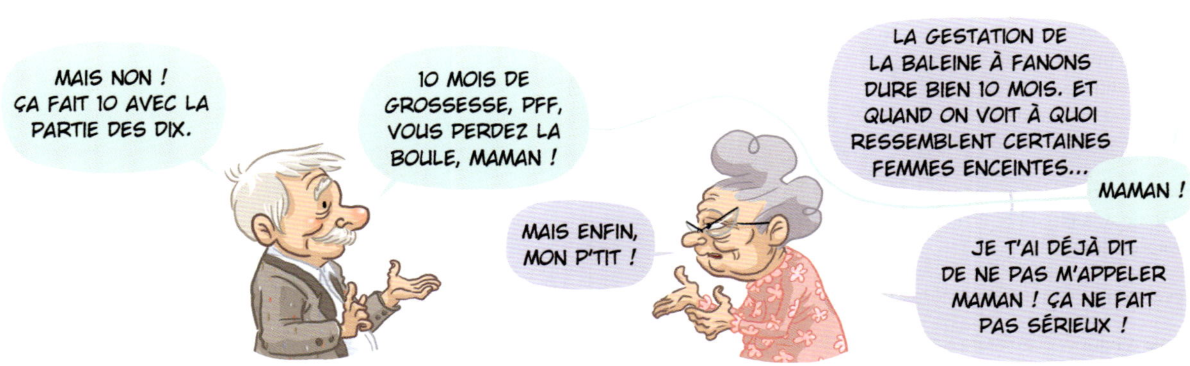

À Lena et Lars Anders qui m'ont faite maman et à Ghyslain qui les a semés dans mon ventre.

Je tiens à remercier Sophie Chédru pour sa confiance, ses encouragements et son infatigable réactivité.

Mille mercis à ma voisine Anne-Laure Leyritz, la meilleure sage-femme de l'univers (et de sa proche banlieue !), pour avoir effacé toutes les petites incohérences qui s'étaient glissées dans mes récits.
Merci aussi aux auteurs du guide écrit La Grossesse pour les Nuls *qui m'ont permis de bien me documenter sur le sujet.*
Je ne pourrais pas mentionner tous les sites web sur lesquels j'ai pioché des infos insolites et actuelles, la liste serait trop longue…
Last but not least, merci à mon beau-père chéri pour l'anecdote de la page 28.

De la même auteur, chez le même éditeur :
- *La Danse des connards* – collectif, scénario de Sophie de Villenoisy

Aux Éditions Jarjille :
- *C'est du propre*
- *États Dame*
- *Ma vie de poulpe*
- *La Mouette*

À l'Atelier du poisson soluble :
- *Jeanne et le jouet formidable*

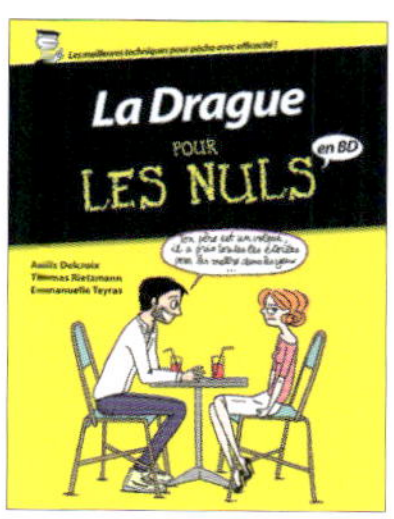

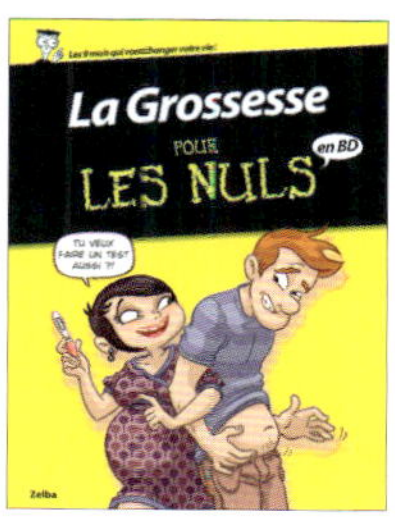

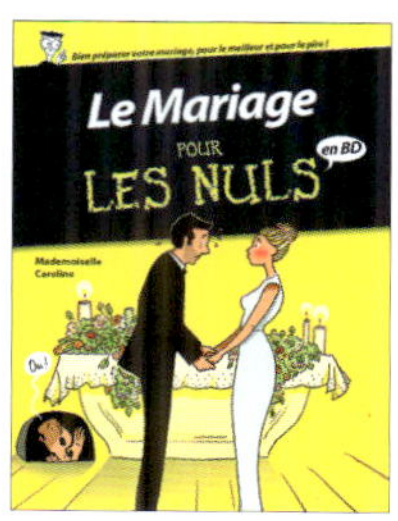

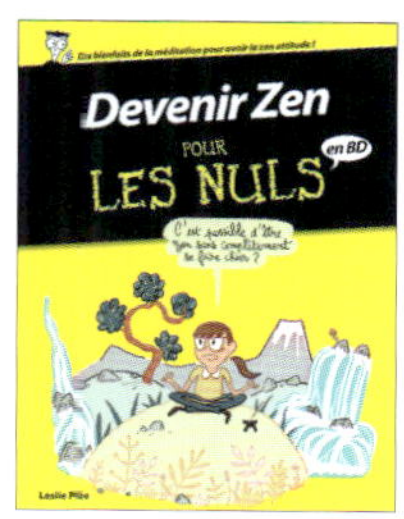

Collection dirigée par Sophie Chédru

La Grossesse pour les Nuls en BD
« Pour les Nuls » est une marque déposée de John Wiley & Sons, Inc.
« For Dummies » est une marque déposée de John Wiley & Sons, Inc.

Dépôt légal : septembre 2015. ISBN : 978-2-7540-7560-2
Première édition

Conception graphique : Trait pour Trait

Achevé d'imprimer en France en août 2015